Zana Kadir

Die Wirksamkeit der Physiotherapie bei der Behandlung von mit CMD

Zana Kadir

Die Wirksamkeit der Physiotherapie bei der Behandlung von mit CMD

Eine systematische Übersichtsarbeit auf Basis randomisierter kontrollierter Studien

Lehrbuchverlag

Imprint
Any brand names and product names mentioned in this book are subject to trademark, brand or patent protection and are trademarks or registered trademarks of their respective holders. The use of brand names, product names, common names, trade names, product descriptions etc. even without a particular marking in this work is in no way to be construed to mean that such names may be regarded as unrestricted in respect of trademark and brand protection legislation and could thus be used by anyone.

Cover image: www.ingimage.com

Publisher:
Der Lehrbuchverlag
is a trademark of
Dodo Books Indian Ocean Ltd. and OmniScriptum S.R.L publishing group

120 High Road, East Finchley, London, N2 9ED, United Kingdom
Str. Armeneasca 28/1, office 1, Chisinau MD-2012, Republic of Moldova, Europe
Managing Directors: Ieva Konstantinova, Victoria Ursu
info@omniscriptum.com

Printed at: see last page
ISBN: 978-620-8-86943-4

VORWORT

Der Weg scheint steinig zu sein – man ist verunsichert, fühlt sich anfangs überfordert, doch eine innere Stimme ruft: „Du schaffst das, geh weiter." Man findet den Anschluss, reiht sich den anderen Mitstreiter*innen ein und geht den Weg weiter. Der Weg mag lang erscheinen, doch irgendwann erreicht man das Ziel – nur um festzustellen, dass es doch nicht das Endziel sein könnte.

Das ist der Weg, für den ich mich entschieden habe – eine Reise ins Neuland der Wissenschaft. Es ist das Verlangen danach, etwas Größeres zu erreichen.

Wie weit ich noch gehen will oder kann, weiß ich nicht. Doch die Neugier treibt mich an, und der Gedanke an das Kommende lässt mich nicht los. Es ist wohl das Geheimnis des wissenschaftlichen Arbeitens: Einmal begonnen, kann man einfach nicht mehr aufhören.

DANKSAGUNGEN / WIDMUNGEN

Mein tief empfundener Dank gilt all jenen, die stets an mich geglaubt und mich unterstützt haben. Ein herzliches Dankeschön richte ich an meine Universität, ihre Angehörigen sowie die Dozentinnen und Dozenten, bei denen ich wertvolle Erkenntnisse gewinnen durfte.

Besonders danken möchte ich meinem Betreuer, Herrn Rainer Schwarz, der mich während meiner Masterarbeit mit Rat und Tat begleitet hat. Ebenso möchte ich Frau Dangl und Frau Tüchler hervorheben, die mich in der Anfangsphase motiviert haben, weiterzumachen, als ich kurz davor war, aufzugeben. Zuletzt gilt mein großer Dank David Schardt und Philipp Riebe für ihre Unterstützung in den Momenten, in denen ich sie am dringendsten gebraucht habe.

KURZBESCHREIBUNG

Problemstellung: Tinnitus stellt für Betroffene eine erhebliche Belastung dar, da dieser nicht nur störend und langwierig ist, sondern auch oft mit einem Hörverlust einhergeht. Für Ärzt*innen und Therapeut*innen erweist sich die Behandlung als herausfordernd, insbesondere wenn Tinnitus mit craniomandibulären Dysfunktionen (CMD) oder Störungen der oberen Halswirbelsäule (HWS) assoziiert ist – ein Phänomen, das in der Fachliteratur als somatosensorischer Tinnitus bezeichnet wird. Die Behandlung des somatosensorischen Tinnitus erfordert eine solide Diagnostik und die interdisziplinäre Zusammenarbeit verschiedener Fachbereiche der Medizin. Zu diesen Fachbereichen gehören Physiotherapie, Zahnmedizin, Hals-Nasen-Ohren-Heilkunde, Psychotherapie, Pharmakologie, Orthopädie und Kieferorthopädie. Studien deuten darauf hin, dass Physiotherapie in diesen Fällen eine wirksame Behandlungsoption darstellen kann.

Studiendesign: Die vorliegende systematische Übersichtsarbeit basiert auf der Analyse von zehn randomisierten kontrollierten Studien (RCTs), die die Wirksamkeit physiotherapeutischer Interventionen bei somatosensorischem Tinnitus untersuchen.

Ergebnisse: Die analysierten Studien zeigen, dass Physiotherapie sowohl als alleinige Behandlung als auch als Bestandteil multimodaler Ansätze eine signifikante Wirkung auf Patient*innen mit somatosensorischem Tinnitus hat. Die Ergebnisse umfassen eine Reduktion der Tinnitus-Belastung (z. B. gemessen durch den Tinnitus Handicap Inventory [THI] und visuelle Analogskalen [VAS]) sowie Verbesserungen in funktionalen und emotionalen Parametern.

Schlussfolgerung: In dieser Masterarbeit wird die Wirksamkeit der Physiotherapie bei Tinnitus, der mit CMD oder Störungen der oberen Halswirbelsäule assoziiert ist, durch die Analyse der ausgewählten zehn RCTs belegt. Die Literatur unterstreicht dabei die zentrale Rolle der Physiotherapie, insbesondere im Rahmen eines multidisziplinären Ansatzes, bei der Linderung von Tinnitus-Symptomen und der Verbesserung der Lebensqualität. Methodische Schwächen in der Studienlage, wie die geringe Anzahl hochwertiger RCTs, kleine Stichproben und kurze Nachbeobachtungszeiträume, verdeutlichen jedoch den Bedarf an weiteren qualitativ hochwertigen, groß angelegten RCTs, um die Evidenzbasis weiter zu stärken und die langfristige Wirksamkeit spezifischer physiotherapeutischer Ansätze sowohl im Vergleich als auch als Zusatztherapie zu anderen Interventionen zu untersuchen und zu belegen.

Stichworte (Autorenschlagwörter): Physiotherapie, Interventionen, Kiefergelenk, Craniomandibuläre Dysfunktion (CMD), Temporomandibuläre Dysfunktion (TMD), Tinnitus, somatosensorischer Tinnitus, Halswirbelsäule (HWS), obere Halswirbelsäule und Randomisierte kontrollierte Studien (RCTs).

ABSTRACT

Problem Statement: Tinnitus represents a significant burden for those affected, as it is not only disturbing and persistent but also often associated with hearing loss. For physicians and therapists, treatment proves challenging, especially when tinnitus is associated with craniomandibular dysfunctions (CMD) or disorders of the upper cervical spine (UCS) – a phenomenon referred to in the scientific literature as somatosensory tinnitus.

The treatment of somatosensory tinnitus requires solid diagnostics and interdisciplinary collaboration among various medical fields. These fields include physiotherapy, dentistry, otorhinolaryngology, psychotherapy, pharmacology, orthopedics, and orthodontics. Studies suggest that physiotherapy can be an effective treatment option in such cases.

Study Design: This systematic review is based on the analysis of ten randomized controlled trials (RCTs) investigating the effectiveness of physiotherapeutic interventions in somatosensory tinnitus.

Results: The analyzed studies demonstrate that physiotherapy, both as a standalone treatment and as part of multimodal approaches, has a significant impact on patients with somatosensory tinnitus. The results include a reduction in tinnitus burden (e.g., measured by the Tinnitus Handicap Inventory [THI] and visual analog scales [VAS]) as well as improvements in functional and emotional parameters.

Conclusion: This master's thesis demonstrates the effectiveness of physiotherapy in treating tinnitus associated with CMD or disorders of the UCS through the analysis of the selected ten RCTs. Literature emphasizes the central role of physiotherapy, particularly within a multidisciplinary approach, in alleviating tinnitus symptoms and improving quality of life. Methodological weaknesses in existing studies, such as the limited number of high-quality RCTs, small sample sizes, and short follow-up periods, highlight the need for further high-quality, large-scale RCTs to strengthen the evidence base and investigate the long-term effectiveness of specific physiotherapeutic approaches, both in comparison and as an adjunct to other interventions.

Keywords (Author Keywords): Physiotherapy, interventions, temporomandibular joint, craniomandibular dysfunction (CMD), temporomandibular dysfunction (TMD), tinnitus, somatosensory tinnitus, cervical spine (UCS), upper cervical spine, and randomized controlled trials (RCTs).

INHALTSVERZEICHNIS

1 Einleitung

Hintergrund

Miyamoto et al. (2024, zitiert nach Stulin et al., 2021, und Henry et al., 2020) erklären, dass der Begriff „Tinnitus“ vom lateinischen Wort „tinnire“ abgeleitet ist, was „wie eine Glocke läuten“ bedeutet. Sie beschreiben Tinnitus als eine otologische Manifestation (zitiert nach Palmer & Durham, 2021), die durch eine Reaktion des zentralen Nervensystems (zitiert nach Stulin et al., 2021), des limbischen Systems und des autonomen Nervensystems (zitiert nach Henry et al., 2020) entsteht. Diese Störung äußert sich durch die Wahrnehmung von summenden oder klingelnden Geräuschen, die in ihrer Intensität variieren können (zitiert nach Australian et al., 2015).

Koporal et al. (2022) definieren Tinnitus als die Wahrnehmung von Geräuschen, die nicht durch äußere akustische Reize ausgelöst werden, und weisen darauf hin, dass etwa 10–15 % der Bevölkerung davon betroffen sind. Laut ihnen gibt es viele Faktoren, die Tinnitus auslösen können, wie Traumata, otologische und neurologische Probleme, Nebenwirkungen von Medikamenten, entzündliche Erkrankungen, Depressionen und Kiefergelenkserkrankungen (zitiert nach Gelb et al., 1997). Sie betonen, dass Tinnitus oft durch Interaktionen im somatosensorischen System des zentralen Nervensystems verursacht wird. Manchmal entsteht Tinnitus aber auch direkt durch Störungen im Kopf- und Nackenbereich, wenn dieses System aktiviert wird. Zudem können somatische Faktoren außerhalb des Ohrs, wie Kiefergelenkserkrankungen, zur Entstehung von Tinnitus beitragen (Koporal et al., 2022).

Der Schweregrad des Tinnitus kann laut Henry et al. (2013) durch die gesundheitsbezogene Lebensqualität (gemessen mit dem Tinnitus Functional Index, TFI) und die Lautstärke des Tinnitus (bewertet mit der visuellen Analogskala, VAS) ausgedrückt werden, da es keine objektiven Methoden zur Messung von Tinnitus gibt.

Der subjektive Tinnitus ist laut Meulemeester et al. (2023, zitiert nach De Ridder et al., 2021) die häufigste Form und tritt bei 95 % aller Patient*innen auf. Er wird definiert als „die bewusste Wahrnehmung eines tonalen oder zusammengesetzten Geräusches, für das es keine erkennbare externe akustische Quelle gibt.“ Wenn ein subjektiver Tinnitus durch das somatosensorische System der HWS oder des Kiefergelenks ausgelöst wird, spricht man von somatischem Tinnitus (Michiels et al., 2018; vgl. Baguley et al., 2013; Axelsson & Ringdahl, 1989).

Sanchez und Rocha (2011 b,c) beschreiben, dass zu den Anzeichen eines somatosensorischen Tinnitus Probleme im Kopf- oder Nackenbereich zählen, wie ein Kiefergelenkssyndrom, Arthrose, Spondylose, Osteophyten und myofasziale Triggerpunkte. Auch Zahn- oder Kiefererkrankungen, häufige Schmerzen im Kopf-, Nacken- oder Schulterbereich, unphysiologische Körperhaltungen, schwerer Bruxismus sowie eine Verschlimmerung der Beschwerden bei gleichzeitig auftretenden Schmerzen und Tinnitus werden als relevante Indikatoren genannt.

Michiels et al. (2018) betonen, dass die Komplexität dieser Zusammenhänge oft eine Zusammenarbeit eines Teams aus Spezialistinnen, wie Zahnärzt*innen und Physiotherapeut*innen, erfordert. Langguth et al. (2024), die Michiels et al. (2018), Kreuzer et al. (2014) und Shore et al. (2016) zitieren, erklären, dass es mehrere Hinweise auf die Beteiligung des somatosensorischen Systems beim Tinnitus gibt.

Michiels et al. (2018) stellen fest, dass „die Mehrheit der Tinnitus-Patient*innen ihren Tinnitus modulieren kann, indem sie ihren Kopf bewegt". Kreuzer et al. (2014) ergänzen, dass Tinnitus häufiger bei Patient*innen mit Kiefergelenkserkrankungen vorkommt und bei einigen durch ein Nackentrauma, wie ein Schleudertrauma, ausgelöst wird.

Bousema et al. (2018) beschrieben in ihrer systematischen Übersichtsarbeit verschiedene Modelle zur Erklärung eines subjektiven somatosensorischen Tinnitus in Verbindung mit Kiefergelenksstörungen. Ein häufig erwähntes Modell nimmt an, dass „eine Störung des Kiefergelenks, wie eine Bandscheibenverschiebung, oder eine Hypertonie der Kaumuskulatur durch anatomische Verbindungen, wie den Tensor veli palatini, die Eustachische Röhre oder mehrere Bänder, die Verspannung oder Belüftung der Mittelohrmuskulatur beeinflussen kann". „Diese Beeinflussungen würden afferente Signale erzeugen, die – über den Cochlea-Nerv – die Hörbahnen beeinflussen würden" (Ramirez et al., 2008).

Laut Shore und Zhou (2006) haben neuere Studien eine Verbindung zwischen dem Trigeminus- und dem dorsalen Säulensystem des somatosensorischen Systems sowie dem Cochlea-Kern (CN) des auditorischen Systems in der Medulla oblongata festgestellt. Shore (2011) erklärt, dass der spinale Trigeminuskern „nozizeptive und propriozeptive Eingaben von Kopf, Gesicht, oralen Strukturen, Kiefergelenk und der HWS (C1–C3) erhält und zum Cochlea-Kern projiziert". Laut Shore (2005) könnte eine Funktion dieser Verbindung darin bestehen, zwischen externen Geräuschen und solchen, die vom eigenen Körper erzeugt werden, zu unterscheiden.

Laut Da Silva et al. (2023, zitiert nach Vielsmeier et al., 2012) wurde bei einer Gruppe von Proband*innen mit schwerem Tinnitus ein Anstieg der Kiefergelenksbeschwerden von 19 % auf 36 % festgestellt. Dies deutet darauf hin, dass Kiefergelenksschmerzen, Muskelverspannungen, Zähneknirschen, Kieferknacken und Kaubeschwerden zur Verschlimmerung des Tinnitus beitragen können (Da Silva et al., 2023, zitiert nach Vielsmeier et al., 2012; Edvall et al., 2019). Eine Behandlung, die auf diese Beschwerden abzielt, könnte daher bei Patient*innen mit Tinnitus und Kiefergelenksbeschwerden hilfreich sein, da dieser als eigener Subtyp des Tinnitus betrachtet werden könnten (Da Silva et al., 2023, zitiert nach Edvall et al., 2019).

Die CMD umfasst laut Lomas et al. (2018, zitiert nach Sharma et al., 2011) eine Gruppe von Erkrankungen des Kausystems, die grob in Muskelerkrankungen und Erkrankungen des Kiefergelenks (TMJ) unterteilt werden. CMD ist eine weit verbreitete Störung, die bis zu 60–70 % der Bevölkerung betrifft. Die höchste Häufigkeit tritt bei Erwachsenen im Alter von 20 bis 40 Jahren auf, wobei Frauen etwa viermal häufiger betroffen sind als Männer. Trotz der hohen Prävalenz von CMD treten symptomatische Formen, die eine Behandlung erfordern, nur bei etwa 5 % bis 12 % der Bevölkerung auf (Lomas et al., 2018, zitiert nach National Institute of Dental and Craniofacial Research, 2014). Im Allgemeinen bezieht sich CMD laut Lomas et al. auf Schmerzen im Kiefergelenk und den umliegenden Strukturen sowie auf Funktionsstörungen des Gelenks selbst.

Gębska et al. (2023, zitiert nach Casañas et al. 2021; Raya et al. 2017) beschreiben in ihrer Studie, dass CMDs nicht nur mit den Kiefergelenken (TMJ) und der Kaumuskulatur zusammenhängen, sondern auch oft mit weiteren gesundheitlichen Problemen im Kopf und Halsbereich, wie Kopfschmerzen, Ohrsymptomen und Funktionsstörungen der HWS, verbunden sind. Der zervikogene somatische Tinnitus ist laut Michiels et al. (2014) ein Subtyp, der durch Funktionsstörungen der HWS ausgelöst wird und daher eine Beurteilung sowie Behandlung der HWS rechtfertigt.

Bereits im Jahr 1962 soll Decher laut Biesinger et al. (2015) in seiner Monographie darauf hingewiesen haben, dass Tinnitus durch strukturelle und funktionelle Pathologien der HWS verursacht oder getriggert werden könnte. Zu dieser Zeit sollten diese Erkenntnisse laut Biesinger et al. vor allem auf klinischen Beobachtungen und Einzelfallbeschreibungen basieren.

Michiels et al. (2016) wiesen in ihrer RCT auf die hohe Anzahl von Patient*innen mit CST hin, die in früheren Studien (Abel & Levine, 2004; Fabijanska et al., 2014; Ostermann et al., 2014; Michiels et al., 2015) mit 36–43 % der gesamten Tinnitus-Patient*innen angegeben wurde. Patient*innen mit CST leiden häufig unter einer eingeschränkten Rotation der HWS (Reisshauer et al., 2006; Michiels et al., 2015), einer Schmerzprovokation bei gleichzeitiger Streckung, Seitneigung und Rotation der HWS (Michiels et al., 2015) oder empfindlichen Triggerpunkten (Reisshauer et al., 2006; Michiels et al., 2015), insbesondere wenn sie eine Punktzahl von mehr als 14/70 im Neck Bournemouth Questionnaire (NBQ) erreichen (Michiels et al., 2015).

Wadhwa et al. (2024, zitiert nach Sajadi et al., 2019) beschreiben, dass die Pathophysiologie des CST komplex ist und auf dem Zusammenspiel zwischen somatosensorischen Impulsen aus der HWS und den zentralen Hörbahnen beruht. Diese Pathophysiologie wird durch starke Kontraktionen der Kiefer- und Nackenmuskulatur charakterisiert, die die psychoakustischen Eigenschaften des Tinnitus beeinflussen.

Kaltenbach (2005) betrachtet CST als eine spezielle Form des somatischen Tinnitus. Dabei wird die Beteiligung von Spinalganglien des zweiten, siebten und achten Halsnervs sowie des Ganglions trigeminus als entscheidend für die Verbindungen zum auditorischen System angesehen. Veränderungen in den Hirnstammstrukturen, die mit dem Hören assoziiert sind und durch zervikale Inputs beeinflusst werden, könnten zur Entwicklung von CST beitragen.

Laut Bousema et al. (2023) spielt Physiotherapie eine immer wichtigere Rolle bei der Behandlung von subjektivem Tinnitus. Zu den eingesetzten physikalischen Therapien zählen laut Bousema et al. transkutane elektrische Nervenstimulation (TENS), Lasertherapie, die Behandlung von Kiefergelenksstörungen, Akupunktur, Biofeedback und Kinesio-Taping. Allerdings ist die wissenschaftliche Grundlage für einige dieser Methoden, wie beispielsweise die Akupunktur, nicht immer eindeutig. Bei Therapien wie TENS, Lasertherapie oder der Behandlung von Kiefergelenksdysfunktionen wird laut Shore und Zhou (2006) angenommen, dass somatosensorische Reize das Hörsystem durch Verbindungen zwischen dem Cochleariskern und dem Trigeminus- sowie Rückensäulensystem beeinflussen können.

Diese Verbindung könnte erklären, warum viele Betroffene ihre Tinnitus-Lautstärke und -Tonhöhe durch Anspannung der Nacken-, Kopf- oder Kiefermuskulatur beeinflussen können (Bjorne, 2007; Bonaconsa et al., 2010; Levine, 1999; Pinchoff et al., 1998; Rocha & Sanchez, 2007; Rubinstein, 1993; Sanchez et al., 2002; Vernon et al., 1992). Außerdem zeigt sich, dass Tinnitus-Patient*innen häufiger unter Erkrankungen der HWS oder des Kiefergelenks leiden. Studien berichten über ein 2,6- bis 6,7-fach erhöhtes Risiko in diesen Gruppen (Omidvar & Jafari, 2019; Mottaghi et al., 2019; Bousema et al., 2018).

Die Wirksamkeit einer Behandlung von CMD hängt laut Urbański et al. (2021, zitiert nach Okeson, 2013) davon ab, die Ursachen zu beseitigen, die für die Fehlfunktion des temporomandibulären Systems verantwortlich sind. laut Urbański et al. ist ein direkter Eingriff in die Muskulatur wichtig, um deren natürliche Spannung wiederherzustellen und Schmerzen zu lindern. Kliniker und Forscher empfehlen, zunächst konservative Behandlungen anzuwenden, bevor irreversible Methoden in Betracht gezogen werden (Okeson, 2013; D´Attilio et al., 2021; Liu & Steinkeler, 2013).

Zu den aktuellen Ansätzen in der CMD-Behandlung gehören prothetische und kieferorthopädische Maßnahmen (Okeson, 2013; D´Attilio et al., 2021; Liu & Steinkeler, 2013) sowie der Einsatz von Medikamenten (Okeson, 2013; Pihut et al., 2016; Mor et al., 2015). Eine der am häufigsten empfohlenen konservativen Therapien ist die Physiotherapie, einschließlich manueller Techniken (Asquini et al., 2019; De Resende et al., 2019; Brochado et al., 2018; Pessoa et al., 2018; Pablo Delgado et al., 2019;

Reynolds et al., 2020; Tuncer et al., 2013; Wieckiewicz et al., 2015). Der kombinierte Einsatz dieser Verfahren mit einer prothetischen Behandlung kann die Wiederherstellung der normalen Funktion des Kauapparats erheblich beschleunigen (Okeson, 2013; DeToledo et al., 2012; Biegańska, 2016).

Chaitow (2015) und Ballantyne et al. (2003) erklären, dass die postisometrische Relaxation (PIR) eine bevorzugte Technik der manuellen Therapie ist. Sie basiert auf neurophysiologischen Mechanismen und sorgt dafür, dass sich Muskeln nach einer isometrischen Kontraktion sofort entspannen. Dadurch können muskelbedingte Schmerzen reduziert werden.

Die MR-Technik wirkt durch die Entspannung des myofaszialen Systems und hilft, Verspannungen sowie Schmerzen zu lindern (Chaitow & Delany, 2008; Manheim et al., 2011; Myers et al., 2012; Cantu & Grodin, 2001).

Relevanz und Zielsetzung

Basierend auf den zusammengefassten Erkenntnissen aus der Literatur zu Tinnitus, CMD und Funktionsstörungen der oberen HWS lässt sich sagen, dass diese Erkrankungen mit erheblichem Leid und einer deutlichen Einschränkung der Lebensqualität für Betroffene verbunden sind. Sie stellen auch eine große Herausforderung für Physiotherapeut*innen und andere medizinische Fachkräfte dar, weil sie durch die Kombination von körperlichen, psychischen und sozialen Belastungen oft langwierige und komplexe Therapieansätze erfordern. Eine rein symptomorientierte Behandlung reicht hier meist nicht aus.

Besonders problematisch wird es, wenn Tinnitus über einen längeren Zeitraum anhält, da dies einen Hörverlust verursacht und die Gefahr einer Chronifizierung erhöht. Ähnlich komplex ist die CMD, deren Auswirkungen oft über die kranialen Körperregionen hinausgehen und sekundäre Störungen in anderen Bereichen verursachen können. Patient*innen, die gleichzeitig an Tinnitus, CMD oder Funktionsstörungen der oberen HWS leiden, stehen oft vor einer besonders belastenden Situation, aus der sie eigenständig kaum herauskommen und auf verschiedene Therapieansätze angewiesen sind, zu denen die Physiotherapie fast immer als ergänzender Bestandteil gehört.

Ziel dieser Arbeit ist es, anhand einer Literaturrecherche zu untersuchen, wie Patient*innen mit somatosensorischem Tinnitus am besten geholfen werden kann und welchen Beitrag die Physiotherapie dabei als eigenständige oder ergänzende Therapie leisten kann.

2 Theoretischer Rahmen

Diese Arbeit umfasst, entsprechend den in der Fragestellung formulierten Themen, die folgenden Hauptkomponenten: Physiotherapie, CMD, Kiefergelenk, HWS und Tinnitus.

2.1 Physiotherapie

Laut Michiels et al. (2017) ist Physiotherapie eine einfache, nicht-invasive und leicht zugängliche Behandlungsoption. Bousema et al. (2023) berichten, dass immer mehr Menschen mit subjektivem Tinnitus Physiotherapeut*innen aufsuchen, um dort Therapien wie transkutane elektrische Nervenstimulation (TENS), Lasertherapie, Akupunktur, orofaziale Therapie, Kinesio-Taping und Biofeedback zu erhalten.

Bei der Behandlung von CMD zielt die Physiotherapie darauf ab, die Symptome zu lindern und die normale Funktion des Kausystems wiederherzustellen (Pelicioli et al., 2017). Dabei kommen Techniken wie Laser, Ultraschall oder Kathodenstrom zum Einsatz. Auch die manuelle Therapie spielt eine wichtige Rolle und umfasst Muskeldehnungsübungen, Gelenkmobilisationen und Übungen zur Stabilisierung der HWS (Amaral et al., 2013; Freitas et al., 2011; Calixtre et al., 2016; Franco et al., 2011).

Gil-Martinez et al. (2018, zitiert nach McNeely et al., 2006; Medlicott & Harris, 2006; Sturdivant & Fricton, 1991) heben hervor, dass die Physiotherapie eine wichtige Rolle bei der Behandlung von CMD spielt. Ziel ist es, Schmerzen zu lindern, Entzündungen zu verringern und die Beweglichkeit durch verschiedene Techniken zu verbessern. Dazu gehören manuelle Therapie wie Gelenkmobilisationen und Weichteiltechniken, therapeutische Übungen sowie Elektrotherapie. Beispiele für Elektrotherapie sind Low-Level-Lasertherapie (LLLT), transkutane elektrische Nervenstimulation (TENS), Ultraschallbehandlungen und Kurzwellen. Auch Dry Needling und Akupunktur werden oft eingesetzt (McNeely et al., 2006; Paço et al., 2016).

Gębska et al. (2023, zitiert nach Rocabado et al., 2021; von Piekartz et al., 2021) betonen die Bedeutung der Zusammenarbeit zwischen Zahnärzt*innen und Physiotherapeut*innen bei der Diagnose von CMDs. Diese Kooperation ermöglicht es, Diagnosen frühzeitig zu stellen und die Wirksamkeit therapeutischer Maßnahmen deutlich zu verbessern. Fortschritte in der Wissenschaft und der breitere Zugang zu spezialisierten Dienstleistungen haben dazu geführt, dass Physiotherapie bei CMDs immer mehr an Bedeutung gewinnt. Zahlreiche Studien, unter anderem von Rocabado und von Piekartz, haben die zahnärztliche Physiotherapie als ein dynamisches und vielversprechendes Fachgebiet etabliert.

Latifpour et al. (2009) führten eine RCT mit 13 Tinnitus-Patient*innen und 11 Kontrollpersonen durch. Sie stellten eine signifikante Verbesserung der Tinnitus-Lautstärke nach der Anwendung von Dehnübungen, Haltungsübungen und Akupunktur im Vergleich zur Kontrollgruppe fest ($p < 0,001$). Die Intervention umfasste eine physiotherapeutische Behandlung der HWS, einschließlich manueller Mobilisation, Bewegungstherapie und Heimübungen. Diese multimodale Physiotherapie basiert auf aktuellen Erkenntnissen zur Behandlung der HWS (zitiert nach Gross et al., 2004; Kay et al., 2012; Miller et al., 2010).

Laut Michiels et al. (2014, zitiert nach Miller et al., 2011; Kay et al., 2012; Cleland et al., 2010) zeigen neuere Studien, dass multimodale physiotherapeutische Programme, die Mobilisation oder Manipulation mit Bewegungstherapie kombinieren, bessere Ergebnisse erzielen als Behandlungen, die sich ausschließlich auf Mobilisationen oder Manipulationen beschränken.

2.2 Die Craniomandibuläre Dysfunktion (CMD)

2.2.1 Begriffsdefinition

Laut Ahmad et al. (2021) umfassen CMDs eine Vielzahl von Störungen, die das Kiefergelenk (TMJ), die Kaumuskulatur und das zugehörige strukturelle System betreffen. Zu den häufigsten Formen gehören myofasziale Schmerzen, innere Gelenkdysfunktionen und degenerative Gelenkerkrankungen. CMDs haben in der Regel eine multifaktorielle Ätiologie, und die Behandlungsmöglichkeiten reichen von konservativen Therapien bis hin zu operativen Eingriffen.

2.2.2 Ätiologie

Die Ätiologie der CMD ist laut Lomas et al. (2018, zitiert nach Sharma et al., 2011) multifaktoriell und umfasst anatomische, pathophysiologische und psychosoziale Faktoren. Eine erfolgreiche Behandlung erfordert laut den Autor*innen die Identifizierung und Behandlung dieser prädisponierenden und beitragenden Faktoren. Laut La Hernández-Nuño et al. (2022, zitiert nach Levine, 1999) hat sich das Verständnis der CMD-Ätiologie von einem rein anatomischen Ansatz hin zu einem biopsychosozialen Modell entwickelt, das die Komplexität dieser chronischen Schmerzerkrankungen berücksichtigt. Studien zur Häufigkeit otologischer Symptome bei Patient*innen mit CMD zeigen, dass ein Gefühl von Ohrendruck (74,8 %) das häufigste Symptom ist, gefolgt von Ohrenschmerzen (55,1 %), Tinnitus (52,1 %), Schwindel (40,8 %) und Hörverlust (La Hernández-Nuño et al., 2022, zitiert nach Baguley et al., 2013).

Lomas et al. (zitiert nach Reiter et al., 2012) weisen darauf hin, dass es wichtig ist, zwischen myofaszialen Ursachen der CMD und Problemen im Kiefergelenk selbst zu unterscheiden. Myofasziale Störungen entstehen durch Muskelverspannungen, Überlastung oder Krämpfe, während Probleme im Gelenk eher durch mechanische oder entzündliche Ursachen bedingt sind. Laut Lomas et al. (zitiert nach Reiter et al., 2012) sind Muskel- und Skelettprobleme die häufigste Ursache für CMD.

Verhaltensweisen wie Zähneknirschen, Zusammenpressen der Zähne oder eine schlechte Haltung, genauso wie Stress und Angst, können Muskelschmerzen und Krämpfe im Kiefer auslösen. Außerdem werden psychische Probleme wie Depressionen und Angststörungen sowie Autoimmunerkrankungen, Fibromyalgie und andere chronische Schmerzen laut Lomas et al. (zitiert nach Scrivani et al., 2008) oft mit CMD in Verbindung gebracht. Das könnte darauf hindeuten, dass die Beschwerden Teil eines größeren Schmerzsyndroms sind.

Lomas et al. (zitiert nach de Leeuw & Klasser, 2013) beschreiben die intraartikulären Ursachen der CMD. Dazu gehören innere Gelenkstörungen, Arthrose, Entzündungen der Gelenkkapsel, übermäßige Beweglichkeit (Hypermobilität) und Verletzungen durch Unfälle. Auch entzündliche Erkrankungen wie rheumatoide Arthritis oder Morbus Bechterew können solche Probleme verursachen. Die Verschiebung der Gelenkscheibe aus ihrer normalen Position ist dabei die häufigste intraartikuläre Ursache der CMD. Lomas et al. heben außerdem hervor, dass Diskusverlagerungen bei vielen Menschen oft keine Beschwerden verursachen. Zudem gibt es nur wenige Hinweise darauf, dass Fehlstellungen der Zähne (Okklusionsstörungen) eine CMD auslösen können.

2.2.3 Klinische Muster

Gil-Martinez (2018, zitiert nach Suvinen et al., 2005) beschreibt Schmerzen als eines der häufigsten Symptome von CMD. Diese Schmerzen betreffen häufig die Ohren, Augen oder den Rachen und können zudem Nacken-, Gesichts- und Kopfschmerzen verursachen. Zu den körperlichen Ursachen zählen entzündliche Probleme wie traumatische sekundäre Synovitis, Infektionen und Reizungen (Graff-Radford, 2007). Laut Da Silva et al. (2023, zitiert nach Conti et al., 2012; Costa et al., 2016; Silveira et al., 2015; Porto et al., 2017) sind lokale oder diffuse orofaziale Schmerzen das Hauptsymptom von CMD. Weitere häufige Symptome sind Gelenkgeräusche, eingeschränkte Mundöffnung, Nackenschmerzen, Kopfschmerzen sowie otologische Beschwerden wie Tinnitus, Hyperakusis, Schwindel und Gleichgewichtsstörungen.

Ein häufiges Symptom der CMD ist laut Delgado et al. (2020, zitiert nach Algieri et al., 2017) Tinnitus. Sowohl CMD als auch Tinnitus treten typischerweise im fünften Lebensjahrzehnt auf und betreffen Frauen häufiger als Männer im Verhältnis 3:2. Studien zeigen, dass Patient*innen mit CMD häufiger an Tinnitus leiden als solche ohne CMD (Delgado et al., 2020, zitiert nach Kim et al., 2018). Umgekehrt entwickeln auch Menschen mit Tinnitus häufiger Symptome, die mit CMD in Verbindung stehen (Delgado et al., 2020, zitiert nach Song et al., 2018).

2.2.4 Diagnostik

Laut Li und Leung (2021) besteht der wichtigste Schritt bei der Diagnose von CMD darin, häufige Erkrankungen von selteneren, aber klinisch bedeutsamen, sowie von ernsteren Krankheiten, die sofortige Behandlung erfordern, zu unterscheiden. Einige Tumoren, wie das Chondrosarkom des Kiefergelenks, können anfangs Symptome wie Schmerzen im präaurikulären Bereich oder eingeschränkte Mundöffnung zeigen, die typischen CMD-Diagnosen ähneln. Ein weiteres Beispiel ist die Arteriitis temporalis, eine

Entzündung der Schläfenarterien, die ähnliche Symptome wie CMD verursachen kann, etwa Kopfschmerzen, Schmerzen im Schläfenbereich und eingeschränkte Mundöffnung. Diese Erkrankung stellt jedoch einen medizinischen Notfall dar, da sie unbehandelt zur dauerhaften Erblindung führen kann.

2.2.5 Differenzialdiagnosen (DD)

Li und Leung (2021) geben einen umfassenden Überblick über die DD von CMD, die folgenden Kategorien umfassen:

□ Neuropathische Schmerzen: Trigeminusneuralgie, Traumatische Neuralgie Glossopharyngeale Neuralgie, Postherpetische Neuralgie, Burning-Mouth-Syndrom, Atypische Odontalgie, Atypische Gesichtsschmerzen

□ Odontogene Schmerzen: Zahnkaries, Parodontalerkrankungen, Zahnabszess, Zahnärztliche Empfindlichkeit, Syndrom der gerissenen Zähne, Perikoronitis

□ Intrakranielle Schmerzen: Tumoren, Aneurysmen, Blutungen, Infektionen

□ Schmerzen durch benachbarte Strukturen: Ohren, Nase, Kehle, Augen, Nebenhöhlen, Speicheldrüsen, Lymphknoten, Gefäßsystem, HWS

□ Kopfschmerzen, die nicht durch CMD verursacht werden: Migräne, Cluster-Kopfschmerzen, Spannungskopfschmerzen, Arteriitis temporalis

□ Übertragene Schmerzen

□ Psychogene Schmerzen

Diese Kategorien spiegeln eine modifizierte Version der Arbeit von Kumar et al. (2013) wider.

2.2.6 Therapieansätze

Ein multidisziplinärer Ansatz ist laut Da Silva et al. (2023, zitiert nach Vielsmeier et al., 2012; Mottaghi et al., 2019; Vielsmeier et al., 2011; Gauer & Semidey, 2015; Gil-Martinez et al., 2018) entscheidend für die Behandlung von CMD. Diese Erkrankungen können die Lebensqualität beeinträchtigen und zu Schlafstörungen, Angst, Stress sowie Stimmungsschwankungen führen. Es gibt Hinweise darauf, dass konservative

Behandlungen, insbesondere PT, dazu beitragen können, die Symptome und die Beweglichkeit des Unterkiefers bei Patient*innen mit CMD zu verbessern (Da Silva et al., 2023, zitiert nach Gil-Martinez et al., 2018; McNeely et al., 2006).

Laut Gil-Martinez et al. (2018, zitiert nach Gauer & Semidey, 2015) sollte ein geeigneter therapeutischer Ansatz für CMD darauf abzielen, die wichtigsten Anzeichen und Symptome der Erkrankung zu lindern. Zu den häufigsten Symptomen gehören Gelenkgeräusche wie Klicken oder Krepitation, eingeschränkte Mundöffnung und gestörte Kieferbewegungen (Suvinen et al., 2005; Dworkin et al., 1990). Allerdings sind Schmerzen das Hauptproblem bei CMD, was in der Regel dazu führt, dass die Patient*innen medizinische Hilfe suchen (Gil-Martinez et al., 2018, zitiert nach Ghurye & McMillan, 2015; Oral et al., 2009). Aufgrund dessen haben viele Studien versucht, die Wirksamkeit verschiedener Behandlungsmethoden im Hinblick auf die Schmerzreduktion zu untersuchen (Gil-Martinez et al., 2018, zitiert nach Fricton et al., 2010).

In ihrer 2018 veröffentlichten Studie berichten Gil-Martinez et al. über verschiedene Therapieansätze für CMD-Patient*innen, basierend auf den Arbeiten von Ingawalé & Goswami (2009), McNeely et al. (2006), Medlicott & Harris (2006), Paço et al. (2016), Scrivani et al. (2008) und Liste & Axelsson (2010). Sie weisen darauf hin, dass konservative Behandlungen derzeit gegenüber operativen Eingriffen bevorzugt werden, da sie nicht invasiv sind und bei leichter bis mittelschwerer CMD in der Regel gute klinische Ergebnisse liefern (Scrivani et al., 2008; Syrop, 2002; Dimitroulis et al., 1995; Armijo et al., 2016). Dazu gehören folgende Behandlungsansätze:

□ Konservative Behandlung: Dazu gehören Medikamente, PT, Aufbissschienen, Selbstmanagementstrategien sowie Interventionen, die auf kognitiven Verhaltenstherapien basieren.

□ Orale und topische Pharmakotherapie: Nichtsteroidale Antirheumatika (NSAIDs), Kortikosteroide, Analgetika, Muskelrelaxanzien, Anxiolytika, Opiate, trizyklische Antidepressiva (TCAs), Gabapentin und Lidocainpflaster werden am häufigsten eingesetzt (Agjus et al., 2013; Weißer et al., 2011; Gewandter et al., 2011; Firmani et al., 2015).

□ Injizierte Pharmakotherapie: Eine aktuelle Übersichtsarbeit zeigt, dass Injektionen von Kortikosteroid β-Methason oder Natriumhyaluronat bei der Behandlung von Kiefergelenksschmerzen wirksam sind (Liste & Axelsson, 2010; Häggman et al., 2017).

□ Chirurgische Eingriffe

□ Zahnärztliches Management: Zahnärzt*innen bieten in der Regel zwei Therapieansätze an: die orthopädische Stabilisierungstherapie und die Okklusionstherapie, um die Kieferfunktion zu verbessern (Armijo et al., 2016).

□ Physiotherapie: Diese spielt eine zentrale Rolle bei der CMD-Behandlung und zielt darauf ab, Schmerzen zu reduzieren, Entzündungen zu lindern und die motorische Funktion wiederherzustellen. Zu den eingesetzten Techniken gehören manuelle Therapie (z. B. Gelenmobilisation und Weichteilmobilisation), therapeutische Übungen, Elektrotherapie (z. B. Low-Level-Lasertherapie [LLLT], transkutane elektrische Nervenstimulation [TENS], Ultraschall) sowie Dry Needling und Akupunktur (McNeely et al., 2006; Medlicott & Harris, 2006).

□ Manuelle Therapie: Diese umfasst Techniken zur Mobilisation von Gelenken und Weichteilen, um die Funktion zu verbessern und Schmerzen zu lindern (Calixtre et al., 2015; Armijo et al., 2016).

□ Therapeutische Übungen: Übungen zur Verbesserung der motorischen Kontrolle und Ausdauer der Kaumuskulatur haben sich als wirksam bei der Linderung von CMD-Symptomen erwiesen (Armijo et al., 2016).

□ Dry Needling (ND) und Akupunktur: Es wurden nur wenige Studien gefunden, die DN bei CMD anwendeten (Fernández-Carnero et al., 2010; González-Iglesias et al., 2013; Gonzalez-Perez et al., 2015; Blasco-Bonora & Martín-Pintado-Zugasti, 2017). Diese Intervention wird zur Behandlung von lokalen und übertragenen Schmerzen eingesetzt, die durch myofasziale Triggerpunkte verursacht werden (Simons & Travell, 1999).

□ Elektrotherapie (ET): Die Evidenz für den Einsatz von ET zur Schmerzlinderung bei CMD ist begrenzt (McNeely et al., 2006; Liste & Axelsson, 2010).

□ Kognitive Verhaltenstherapie

□ Bildungs- und Selbstmanagementstrategien: Diese Strategien können, wenn sie mit anderen Techniken kombiniert werden, wie beispielsweise MT, die CMD-Symptome effektiv lindern (Michelotti et al., 2012; Louw et al., 2016).

2.3 Das Kiefergelenk (Temporomandibulargelenk)

2.3.1 Anatomie

Lomas et al. (2018) beschreibt das Kiefergelenk als ein ginglymoarthrodiales Gelenk, das durch den Unterkieferkondylus gebildet wird, der in die Fossa glenoidale des Schläfenbeins passt. Es handelt sich um ein komplexes Synovialsystem mit zwei Gelenken, die durch eine Gelenkscheibe getrennt sind. Dieses Gelenk ist das am häufigsten beanspruchte im Körper (Ferreira et al., 2016) und ermöglicht wichtige Bewegungen wie Kauen, Schlucken und Sprechen.

Zu den Hauptmuskeln, die bei CMD eine Rolle spielen, gehören der Musculus masseter, der Musculus temporalis sowie die Pterygoidmuskeln (medial und lateral). Die sensorische Versorgung des Kiefergelenks erfolgt über Äste des Nervus trigeminus, insbesondere den Nervus auriculotemporalis und den Nervus massetericus. Der Nervus auriculotemporalis versorgt die Schläfenregion, das Außenohr und das Trommelfell und ist besonders empfindlich für Schmerzreize (Rodriguez-Lopez et al., 2015). Das Kiefergelenk ist anfällig für funktionelle oder pathologische Veränderungen, die zu Erkrankungen wie CMD führen können (Donnarumma et al., 2010).

2.3.2 Die Gelenkflächen

Das Kiefergelenk setzt sich laut de Oliveira et al. (2023, zitiert nach Alomar et al., 2007; Sommer et al., 2003) aus zwei knöchernen Teilen zusammen: der temporalen Komponente und dem Unterkieferkondylus. Beide Teile sind jeweils von einer Synovialkapsel umgeben. Die temporale Komponente umfasst das Plattenepithel des Schläfenbeins, dessen vorderer Rand die Gelenkrolle (artikuläre Eminenz) bildet. Der Unterkieferkondylus, der in die Gelenkhöhle hineinragt,hat eine ovale oder abgerundete Form.

2.3.3 Muskulatur

Die Muskulatur des Kiefergelenks ist laut Bordoni und Varacallo (2023) entscheidend für dessen Bewegung und Schutz. Das Schließen des Kiefers wird durch den Masseter, Temporalis und Pterygoideus lateralis ermöglicht. Für das Öffnen des Kiefers sind die Muskeln Pterygoideus medialis, Geniohyoideus, Mylohyoideus und Digastricus verantwortlich.

2.3.4 Bandapparat

Der Bandapparat des Kiefergelenks reguliert laut Bordoni und Varacallo (2023), die Kräfte und leitet propriozeptive Signale weiter. Zu den wichtigsten Bändern gehören das Sphenomandibuläre, Stylomandibuläre, Pterygomandibuläre sowie das Pinto- oder malleolomandibuläre Band. Das Seitenband besteht aus zwei symmetrischen Faserbündeln.

2.3.5 Blutversorgung

Die Blutversorgung des Kiefergelenks erfolgt laut Bordoni und Varacallo (zitiert nach Cuccia et al., 2013) hauptsächlich über die oberflächliche Schläfenarterie, die Oberkieferarterie und die Arteria masseterica. Weitere beitragende arterielle Äste sind die Arteria auricularis posterior, die Arteria pharyngea ascendens sowie die Arteria palatina ascendens, die alle aus der Arteria carotis externa stammen. Die venöse Drainage wird über den Plexus pterygoideus im retrodiskalen Bereich gewährleistet und umfasst Verbindungen zu mehreren Venen, darunter die Vena maxillaris interna, Vena sphenopalatina, Vena meningea media, Vena temporalis profunda, Vena masseterica und Vena alveolaris inferior.

2.3.6 Innervation

Laut Bordoni und Varacallo (2023, zitiert nach Asaki et al., 2006; Davidson et al., 2003) enthält das Kiefergelenk mehrere propriozeptive Rezeptoren, wie Golgi-Mazzoni- und Ruffini-Rezeptoren, sowie myelinisierte und nicht-myelinisierte Nervenfasern, die vor allem im Gewebe der Gelenkscheibe liegen. Die Gelenkkapsel wird im anterolateralen Bereich durch den Nervus massetericus, einen Ast des zweiten Zweiges des Nervus trigeminus, innerviert. Der laterale Bereich der Kapsel wird dagegen durch den Nervus auriculotemporalis, einen Ast des dritten Zweiges des Nervus trigeminus (Hirnnerv V), versorgt.

2.3.7 Discus- articularis

Laut Bordoni und Varacallo (2023) hat die Gelenkscheibe, die zwischen Kondylus und Fossa glenoidale liegt, eine bikonkave oder ovale Form. Sie ist vorne etwa 2 mm und hinten etwa 3 mm dick, wobei die Mitte dünner ist. Der vordere Teil besteht aus einer elastischen und fibrösen Schicht. Oben ist die Scheibe mit dem Processus postglenoidalis verbunden, der ein Verrutschen beim Mundöffnen verhindert. Unten begrenzt sie übermäßige Drehbewegungen im Verhältnis zum Kondylus.

Vorne verbindet sich die Gelenkscheibe mit der Gelenkkapsel, der artikulären Eminenz, dem Kondylus und dem oberen Teil des Musculus pterygoideus lateralis. Hinten ist sie mit dem Retro-Bandscheibengewebe, der Fossa glenoidale, dem Kondylus und dem Schläfenbein verknüpft. Die mediale und laterale Fläche der Scheibe sind mit der Kondylenformation des Unterkiefers befestigt, während die Ränder teilweise mit der Gelenkkapsel verwachsen.

2.3.8 Bilaminäre Zone

Laut de Oliveira et al. (2023, zitiert nach Tamimi et al., 2018; Salamon & Casselman, 2020; Tamimi et al., 2019) stabilisiert die bilaminare Zone, auch als retrodiskales Gewebe bekannt, die Kiefergelenkscheibe im hinteren Bereich und unterstützt das hintere Band der Scheibe. Diese Zone besteht aus zwei Schichten: Die obere Schicht (Schläfenlamina) verbindet sich mit der vorderen Kontur des äußeren Gehörgangs, während die untere Schicht an der hinteren Kontur des Unterkieferkondylus ansetzt. Zwischen den Schichten befindet sich elastisches Gewebe mit Gefäßen und Nerven. Die bilaminare Zone verhindert ein Verrutschen oder eine übermäßige Rotation der Gelenkscheibe beim Öffnen des Mundes. Zusätzlich gibt es eine kleine Lamina anterior, die sich zur Gelenkeminenz und zum Unterkieferkopf hin erstreckt.

2.3.9 Die Okklusion

Laut Xiong et al. (2023, zitiert nach de Kanter et al., 2018) spielt die Okklusion in der zahnmedizinischen Forschung eine zentrale Rolle für das Kiefergelenk. Klinisch umfasst der Begriff „Okklusion" nicht nur den Kontakt oder Nahkontakt der Zähne in statischen Positionen, sondern auch die „dynamischen Wechselwirkungen zwischen allen Elementen des stomatognathen Systems, wie Zähnen, Stützgewebe, neuromuskulärem System, Knochen und Kiefergelenk" (Trup et al., 2008).

Seit etwa 100 Jahren wird die Zahnokklusion als wichtiger Bestandteil der CMD-Behandlung angesehen (Kandasamy & Greene, 2020). Seit den 1990er Jahren haben jedoch klinische Studien und Übersichtsarbeiten zunehmend auf die Relevanz des biopsychosozialen Modells bei CMDs hingewiesen. Diese empfehlen Zahnärzt*innen, okklusale Merkmale weniger stark als ursächliche Faktoren für CMDs zu gewichten (Trup et al., 2008; Kandasamy & Greene, 2020; Manfredini et al., 2017; Suvinen et al., 2005). Laut Xiong et al. bleibt der Zusammenhang zwischen CMDs und Okklusion weiterhin ein kontroverses Thema.

2.4 Die Halswirbelsäule (HWS)

Laut Wagner (2022) sollte die HWS nicht als einheitliches System betrachtet werden. Sie lässt sich in die kraniovertebralen Gelenke (vom Hinterhaupt bis C3) und die untere HWS (C3 bis C7) unterteilen. Diese Differenzierung spiegelt sich sowohl in der Morphologie und Gelenkmechanik als auch in der Muskeldynamik und Neurophysiologie wider (Neuhuber, 2005). Eine detaillierte Übersicht zur Anatomie und Biomechanik der HWS findet sich in Tabelle 1.

Tabelle 1: Anatomie und Biomechanik der HWS, (eigene Darstellung 2024), übernommen aus der Studie von Wagner (2022)

Seg-ment	ROM	Seg-ment-Nerv	Wichtige Periphere Nerven	Sensible/ Sensorische Besonderheiten, Dermatome	Motorisch R. dorsalis	Reflex-Muskeln/Besonderheiten
C0/C1	Ink/ Rek 24-30 R pass:<5	C1	Suboccipitalis, Ansa cervicalis, regional wichtig	Dura mater im Bereich des Foramen Magnum. (Afferenzen	-	Kurze Nacken-muskeln: rectus capitis maj.et min, obliquus

	SN:5-10		Neuroforamin a der Hirnbasis v.HN IX-XII	häufig via Anastomose zu C2-N.occ Major)		capitis sup.et inf
C1/C2	R:38-43/ Seite SN: ~ 6 F/E:22	C2	Occipitalis major (mit C3), Ansa cervicalis	Occipitalregion, dorsale Schädel-grube	ATM (IP/Ins)	-
C2/C3	F/E: 8-12 SN:10/ Seite R:9/Seite	C3	Occipitalis minor, Ansa cervicalis, occipital.cterti us, phrenicus	Nackenregion, Facetten C2-C4, C3/C4(Übergan gs-segment zwischen oHWS / uHWS)	ATM (IP/Ins)	Zwerfell
C3/C4	F/E:12-17 SN:11/ Seite R: 10/ Seite	C4	Phrenicus (Plexus Brach-ialis)	Facetten C3-C5 „Schal"-Dermatom	ATM (IP/Ins)	Zerchfell (Trapeziusrefle x
C4/C5	Wie C3/C4	C5	Plex. Brachialis, radialis(C5-Th1), musculocuta n. (C5-7), axillaris (C5-6), phrenic.	Kein Rumpf-dermatom, Schulter (M.deltoideus)	ATM (IP/Ins)	Zwerchfell, M.deltoideus, M.biceps brachii (Bizepsreflex)
C5/C6	F/E:17-21 SN:8/ Seite R:10/ Seite	C6	Plex.brachiali s, radialis(C5-Th1) ,musculocuta n. (C5-7), axillaris (C5-6), median. (C6-Th1)	Kein Rumpf-dermatom, radial Unterarm-Daumen	ATM (IP/Ins)	M.biceps brachii (Bizepsreflex), M. brachio-radialis
C6/C7	F/E:16-21 SN: 7/ Seite R: 9/Seite	C7	Plex.Brachiali s,radialis (C5- Th1) ,musculocuta n. (C5-7), medianus (C6-Th1)	Kein Rumpfderm Unterarm bis Dig. II-IV	ATM (IP/Ins)	M.triceps brachii Trizepsreflex M.pectural maj. M.pronator teres
C7/ Th1	F/E:9 SN:4/ Seite R: 8/Seite	C8	Plex.brachiali s radialis(C5-th1), medianus (C6-Th1), ulnaris (C8-Th1)	Kein Rupmfderm Unterarm-Dig. V	ATM (IP/Ins)	Kleinfingerball en-muskel, Trömnerreflex

Th1/ Th2	F/E:4 SN: 5/ Seite R: 9/Seite	Th1	Plex. Brachialis radialis (C5-Th1),median us (C6-Th1), ulnaris (C8-Th1)	Kein Rumpfderm ulnarseitig Unter-arm und Ellbog.,symp. Grenzstrang (Horner Syndrom	ATM Intercostal - muskulatu r	M.flexor carpi ulnaris, Hypothenar

R: Rotation, F: Flexion, E: Extension, Ink: Inklination, Rek: Reklination, SN: Seitneigung, pas.: passiv, akt.: aktiv, ATM: autochthone Muskulatur, IP: Irritationspunkte, Ins: Insertionspunkte, ROM: „range of motion, HN: Hirnnerv (mod. nach Böhni et al., 2015; Hülse et al., 2005; Bogduk & Mercer, 2000; Böhni, 2014; Schünke et al., 2006).

2.4.1 Die obere HWS

Böhni (2014) beschreibt die obere HWS als bestehend aus dem Okziput (C0), dem Atlas (C1) und der Axis (C2). Neuroanatomisch, funktionell und klinisch wird auch das Segment C2/3 der oberen HWS zugeordnet, da die typischen Beschwerden in dieser Region durch die zervikotrigeminale Konvergenz am spinalen Trigeminuskern entstehen. Diese Konvergenz betrifft die Afferenzen der Nervenwurzeln C1–3, des Trigeminus und weiterer Hirnnerven. Böhni hebt hervor, dass die Segmente C0/1 (Articulationes atlantooccipitales) und C1/2 (Articulationes atlantoaxiales laterales, atlantodentales Gelenk) anatomisch den kraniozervikalen Übergang (KZÜ) bilden. Funktionell und neuroanatomisch zählen auch die Segmente C0/1, C1/2 und C2/3 zum KZÜ, da sie eine gemeinsame afferente Projektion zum Nucleus spinalis nervi trigemini haben.

2.4.1.1 Anatomie und Biomechanik der Kopfgelenke

Böhni (2014) beschreibt die oberen Kopfgelenke, die Articulationes atlantooccipitales (C0/1), als ovalförmige Kugelgelenke. Dabei stehen die längsovalen, konvexen Gelenkflächen der Okzipitalkondylen mit den konkav geformten Facies articulares superiores des Atlas in Verbindung. Diese anatomische Anordnung erlaubt es, den Schädel als eine Kugel zu betrachten, die von den beiden konkaven Gelenkflächen des Atlas getragen wird. Dadurch werden die nachfolgend beschriebenen Bewegungen ermöglicht:

□ Flexion/Extension-Roll-Gleit-Bewegung in der Transversalachse(X-Achse): Diese Bewegungen sind beidseitig gekoppelt und repräsentieren eine physiologisch aktive Bewegung (Nickbewegung), die von der subokzipitalen Muskulatur kontrolliert wird und hauptsachlich durch knöcherne Strukturen begrenzt ist (Bogduk, 2000). Da diese Bewegung segmental isoliert und funktionell erfolgt, wird sie in der manualmedizinischen Literatur als Inklination/Reklination bezeichnet, im Gegensatz zur Flexion des nachfolgenden Abschnitts der HWS. In der Regel sind Inklination und Reklination um 24–30° möglich (Gutmann, 1984).

□ Lateralflexion-Gleitbewegung in der Sagittalachse (Y-Achse): Durch die beidseitige Koppelung handelt es sich dabei vorwiegend um eine Gleitbewegung, was auch als „Kondylengleiten" auf dem Atlas bezeichnet wird, d. h. als passive Begleitbewegung bei Lateralflexion des Kopfes (Dvorák & Grob 2010). Sie beträgt 5–10° einseitig.

□ Rotation – axiale Rotationsbewegung (Z-Achse): Diese ist zwar möglich, kann aber aufgrund der beidseitigen Koppelung nur im Sinne einer endgradigen passiven Begleitbewegung (< 10°) stattfinden.

Böhni (2014) hat die Bewegungsmuster der oberen HWS untersucht und die komplexen Abläufe bei Seitneigung und Rotation im zervikookzipitalen Übergang beschrieben. Bei einer Seitneigung der HWS bewegen sich die Gelenkflächen des Hinterhaupts (Okzipitalkondylen) passiv im Gelenk C0/1. Eine isolierte Bewegung nur in diesem Bereich ist jedoch nicht möglich, da die Seitneigung immer mit Bewegungen in den Segmenten C1/2 und den darunterliegenden Wirbeln verbunden ist. Dieser Mechanismus wird als Kondylengleiten bezeichnet.

Auf der Seite der Neigung gleitet das Hinterhaupt nach unten, sodass sich der Querfortsatz des Atlas (C1) dem tastenden Finger am Mastoid annähert. Gleichzeitig führt die Seitneigung in C1/2 zu einer Rotation des Atlas zur gleichen Seite (ipsilateral). Diese koordinierte Bewegung sorgt dafür, dass die Kopfgelenke harmonisch zusammenarbeiten (Böhni, 2014).

Laut Dvorák und Grob (2010) führt die Seitneigung der HWS dazu, dass der Atlas seitlich zur Neigungsseite verschoben wird. Auf Funktionsaufnahmen zeigt sich dies als ein vergrößerter Abstand zwischen dem Dens und der Massa lateralis des Atlas. Diese Bewegung wird durch das kontralaterale Ligamentum alare gesteuert und stabilisiert.

Böhni (2014) beschreibt, dass die kranialen Gelenkflächen der Axis (Facies articulares superiores), die ventral neben dem Dens liegen, eine konvexe Form aufweisen. Der Dens besitzt an seiner Vorderseite eine Facies articularis anterior, die mit dem vorderen Atlasbogen in Kontakt steht. Kaudal unter den vorderen Bogenanteilen befindet sich der Processus articularis inferior, der das Facettengelenk C2/3 bildet. Laut Böhni (2014) fungiert der Axis als „Schaltwirbel“, der für den gleichmäßigen segmentalen Aufbau der unteren HWS sorgt.

2.4.1.2 Ligamente der oberen HWS

Das Ligamentum transversum atlantis erstreckt sich laut Böhni et al. (2014, zitiert nach Dvorák & Grob, 2010, und Dvorák et al., 1988) von der Innenseite der Massa lateralis einer Seite zur anderen und liegt hinter dem Dens axis. Es stabilisiert den Dens im atlantoaxialen Segment, indem es eine Dorsalverlagerung verhindert. Mit einer durchschnittlichen Breite von 10 mm und einer Dicke von 2 mm spielt dieses Band eine zentrale Rolle bei der Stabilisierung des vorderen Atlasbogens. Laut Dvorák et al. (1988) und Bogduk (2000) kann eine Insuffizienz des Ligaments, wie sie etwa bei rheumatischer Polyarthritis vorkommt, zu einer Instabilität zwischen Atlas und Axis führen. Die Rotation der Segmente C1 und C2 wird durch das Ligamentum transversum stabilisiert, wie Böhni et al. (2014, zitiert nach Dvorák & Grob, 2010; Dvorák et al., 1988) erklären. Die Ligg. alaria begrenzen die axiale Rotation des Atlas um die Axis. Solange diese Bänder intakt sind, tritt keine Dislokation des Atlas auf. Sie fixieren den Kopf am Dens axis und stabilisieren so indirekt auch den Atlas.

Bei einer Rotation nach links wird das linke Ligamentum alare angespannt. Durch die fortschreitende Rotation wickelt sich das Ligament um den Dens, was zu einer Lateralverschiebung des Okziputs führt. Dieser Mechanismus verursacht eine Zwangsseitneigung des Okziputs und der Axis, bis das rechte Ligamentum ebenfalls angespannt ist und die Bewegung stoppt. Dies erklärt die Zwangslinksrotation der Axis bei einer Lateralflexion nach links (Dvorák & Grob, 2010; Werne, 1957 in Böhni et al.,2014).

2.4.2 Die untere HWS

Die untere HWS umfasst laut Böhni et al. (2020) den Bereich von C3/C4 bis C7/Th1. Dieser Abschnitt besteht aus ähnlich aufgebauten Halswirbelkörpern, die in allen drei Dimensionen ein vergleichbares Bewegungsspektrum ermöglichen. Laut Böhni et al. gilt für die HWS ab dem Segment C2/3 die Fryett-Regel, die die Kopplung von Bewegungen beschreibt: Bei einer Seitneigung nach rechts rotieren die Halswirbelkörper ebenfalls nach rechts. Dies zeigt sich zum Beispiel an der tastbaren Abweichung der Dornfortsätze nach links. In der manuellen Medizin wird diese Bewegungskopplung laut Böhni et al. genutzt, indem Rotation und kontralaterale Seitneigung kombiniert werden, eine Technik, die als 15°/15°-Regel bekannt ist. Diese Methode hilft, die HWS in eine funktionelle Neutralstellung zu bringen und schützt dabei die Arteria vertebralis bei bestimmten manipulativen und mobilisierenden Verfahren.

2.5 Neurodynamische Verbindung zwischen Kauapparat und der HWS

Da Silva et al. (2023, zitiert nach Ginszt et al., 2022) berichten, dass es eine gut dokumentierte Verbindung zwischen der HWS und dem Kiefergelenk gibt, auch wenn weitere Studien erforderlich sind, um die Pathophysiologie von CMD und somatosensorischem Tinnitus besser zu verstehen. Laut Da Silva et al. könnte eine Asymmetrie in der Aktivität der Kaumuskulatur durch aktive myofasziale Triggerpunkte im Trapezmuskel verursacht werden. Dies deutet darauf hin, dass myofasziale Schmerzen in den Nackenmuskeln Störungen des stomatognathen Systems beeinflussen können.

Da Silva et al. (2023, zitiert nach Levine et al., 2007, und Shore et al., 2007) erklären, dass somatosensorische Reize aus der oberen HWS und dem Kiefergelenk den somatosensorischen Kern des Hirnstamms erreichen und Signale an den dorsalen Cochlea-Kern (CN) weiterleiten können. Eine Enthemmung des dorsalen CN über diese Bahnen könnte eine verstärkte neuronale Aktivität im auditorischen System auslösen, was somatosensorischen Tinnitus verursachen könnte. Diese Theorie wird durch Studien unterstützt, die zeigen, dass Triggerpunkte in den Kau-, Nacken- und Schultermuskeln sowie eine erhöhte Aktivität der vom Trigeminusnerv versorgten Muskeln die Tinnitus-Intensität verstärken können (Da Silva et al., 2023, zitiert nach Rocha & Sanchez, 2012).

Gil-Martinez et al. (2018, zitiert nach Kaji et al., 1991) erklären, dass der Trigeminusnerv eine gemischte Funktion hat und sowohl sensorische, motorische als auch autonome Aufgaben erfüllt. Mit seinen drei Hauptästen – Nervus ophthalmicus (V1), Nervus maxillaris (V2) und Nervus mandibularis (V3) – versorgt er weite Teile des Schädels und des Gesichts. Laut Bathla und Hegde (2013) sind der hintere Schädelbereich, der Unterkieferwinkel, Teile des äußeren Gehörgangs und dem Pharynx davon ausgenommen.

2.6 Tinnitus

2.6.1 Begriffsdefinition

Langguth et al. (2019, zitiert nach Möller, 2007) beschreiben Tinnitus, oft auch als Ohrensausen bezeichnet, als eine weit verbreitete Erkrankung, die in objektive und subjektive Formen unterteilt wird. Beim objektiven Tinnitus nehmen Betroffene Geräusche wahr, die auch von anderen beobachtet werden können, zum Beispiel durch turbulenten Blutfluss oder Muskelkontraktionen. Laut Langguth et al. tritt subjektiver Tinnitus, der bei den meisten Betroffenen vorkommt, deutlich häufiger auf. Er wird definiert als die Wahrnehmung von Geräuschen, für die es weder eine externe noch eine interne Schallquelle gibt (Langguth et al., 2019, zitiert nach Möller, 2007, und Jastreboff, 1990).

2.6.2 Pathophysiologie

Die Pathophysiologie von Tinnitus ist laut Michiels (2023, zitiert nach van Dijk, 2016) häufig mit einem peripheren Hörverlust verbunden. Dieser kann das Hörvermögen beeinträchtigen oder sich als „versteckter Hörverlust" äußern, bei dem die Schallverarbeitung oberhalb der Hörschwelle gestört ist. Trotz dieses Zusammenhangs wird angenommen, dass das Gehirn eine zentrale Rolle in der Pathophysiologie von Tinnitus spielt (Michiels, 2023, zitiert nach Elgoyhen et al., 2015). Ein Modell für subjektiven Tinnitus vermutet, dass Verbindungen im Hirnstamm zwischen somatosensorischen und auditorischen Kernen beeinflussen können, wie somatosensorische Reize die Lautstärke und Tonhöhe eines bestehenden Tinnitus verändern oder ihn verursachen (Michiels, 2023, zitiert nach Levine, 1999). Zahlreiche

Studien an Menschen und Tieren haben seither die Beteiligung kortikaler Netzwerke bei der Entstehung und Modulation von Tinnitus belegt (Michiels, 2023).

2.6.3 Ursachen und Risikofaktoren

Tsang et al. (2024) haben in ihrer aktuellen Studie verschiedene Ursachen, Risikofaktoren und Begleiterkrankungen für Tinnitus identifiziert:

□ Hörverlust und Cochlea-Schäden: Alter und Hörverlust zählen zu den wesentlichen Risikofaktoren (Biswas et al., 2022; Lewkowski et al., 2022). Insbesondere laute Geräusche, die die Cochlea schädigen, stehen häufig in Zusammenhang mit Tinnitus. Zu den Ursachen gehören zudem Erkrankungen wie verstopfte Ohren, Mittelohrentzündungen, Otosklerose und Morbus Menière.

□ Neurologische und vaskuläre Ursachen: Erkrankungen, die die Hörbahn betreffen, wie Vestibularisschwannom, Migräne und Gehirnerschütterungen, können Tinnitus auslösen. Patient*innen mit Tinnitus und Kopfschmerzen sind oft besonders stark betroffen (Michiels et al., 2018; Langguth et al., 2017).

□ Somatosensorische Ursachen: Veränderungen in der sensorischen Wahrnehmung, etwa durch Probleme der HWS oder des Kiefergelenks, können Tinnitus auslösen oder verstärken. Typische Symptome sind Zähneknirschen, stressbedingtes Kieferpressen, Kopfschmerzen, Schwindel, Nackenschmerzen und Kiefergelenksbeschwerden (Langguth et al., 2017).

□ Hyperakusis: Diese abnormale Intoleranz gegenüber alltäglichen Geräuschen führt oft zu körperlichen Beschwerden. Menschen mit Tinnitus berichten häufig, dass laute Geräusche ihren Tinnitus verschlimmern könnten (Westcott, 2009), was zu Hyperakusis führen kann. Etwa 50 % der Tinnitus-Betroffenen leiden zusätzlich unter Hyperakusis (Westcott, 2013; Schecklmann et al., 2014).

□ Psychische und psychiatrische Komorbiditäten: Forschung und klinische Erfahrungen zeigen einen bidirektionalen Zusammenhang zwischen Stress, Angst, Depressionen und Müdigkeit einerseits und der Intensität sowie Schwere des Tinnitus andererseits. Diese Faktoren beeinflussen auch die Fähigkeit zur spontanen Gewöhnung an Tinnitus (Park et al., 2022; Weber et al., 2022; Han et al., 2018).

□ Umweltfaktoren: In Australien zeigt sich, dass Tinnitus häufiger bei Menschen auftritt, die gefährlichen Geräuschpegeln ausgesetzt sind, wie Automobilarbeiter, Fahrer und Landwirte (Lewkowski et al., 2022). Berufsmusiker sind besonders betroffen, mit einer Prävalenz von 26 %, die deutlich höher ist als in der Allgemeinbevölkerung (Di Stadio et al., 2018).

2.6.4 Klassifikation

Laut Oostendorp et al. (2016, zitiert nach Zenner, 1998) beginnt die Klassifikation von Tinnitus mit der Unterscheidung zwischen objektivem und subjektivem Tinnitus. Objektiver Tinnitus kann sowohl von den Betroffenen als auch von Untersucher*innen gehört werden, während subjektiver Tinnitus ausschließlich von den Betroffenen selbst wahrgenommen wird. Subjektiver Tinnitus ist die häufigste Form und kann nicht objektiv gemessen werden. Verschiedene Mechanismen, die zu subjektivem Tinnitus führen können, sind in der Literatur beschrieben (Zenner, 1998; Shore et al., 2007; Baguley et al., 2013; Levine & Oron, 2015).

Innerhalb des subjektiven Tinnitus wird eine weitere Unterteilung vorgenommen, bei der peripherer Tinnitus mit der anatomischen Region des Ohrs zusammenhängt, also dem Außen-, Mittel- oder Innenohr, und in konduktiven sowie sensorineuralen Tinnitus unterteilt werden kann. Zentraler Tinnitus wird in primären und sekundären zentralen Tinnitus unterschieden. Der primäre zentrale Tinnitus entsteht direkt im Gehirn, während sekundärer zentraler Tinnitus oder Tinnitus-Sensibilisierung einen Zustand beschreibt, bei dem peripher ausgelöster Tinnitus sich unabhängig von seiner Quelle im Gehirn manifestiert. Oostendorp et al. fassen die Klassifikation zusammen, indem sie die Haupttypen des Tinnitus nach ihrer anatomischen und funktionellen Herkunft kategorisieren (Zenner, 1998). In der Literatur werden die Haupttypen des Tinnitus wie folgt dargestellt:

2.6.4.1 Objektiver Tinnitus

Der objektive Tinnitus entsteht laut Fobbe et al. (2022) durch eine körpereigene Schallquelle, wie beispielsweise Gefäßanomalien der Arteria carotis, und kann durch Abhören festgestellt werden.

2.6.4.2 Subjektiver Tinnitus

Laut Fobbe et al. (2022, zitiert nach Mazurek et al., 2017) tritt subjektiver Tinnitus häufiger auf als objektiver Tinnitus. Die Ursache wird meist im Innenohr oder in einer suboptimalen Verarbeitung auditiver Informationen vermutet, oft begleitet von einem Hörverlust. Die genauen zentralen Mechanismen sind bislang nicht vollständig geklärt. Wenn das Ohrgeräusch die Betroffenen nicht beeinträchtigt, spricht man von einem kompensierten Tinnitus, der in Grad 1 (kein Leidensdruck) und Grad 2 (in Stille auftretend und störend bei Stress oder Belastung) unterteilt wird. Ein Leidensdruck hingegen deutet auf einen dekompensierten Tinnitus hin, der zu dauerhaften privaten oder beruflichen Beeinträchtigungen (Grad 3) oder zur vollständigen Dekompensation und Berufsunfähigkeit (Grad 4) führen kann. Zudem können bei einem dekompensierten Tinnitus Komorbiditäten wie depressive Episoden oder Angststörungen auftreten.

2.6.4.3 Somatosensorischer Tinnitus

Laut Michiels et al. (2018) ist der somatosensorische Tinnitus eine Unterform des subjektiven Tinnitus, bei der veränderte somatosensorische Signale aus der HWS oder dem Kiefergelenk die Wahrnehmung von Tinnitus beeinflussen oder auslösen. Bereits in den 1990er Jahren untersuchten Forscher wie Hiller, Janca und Burke (1997) sowie Pinchoff et al. (1998) den Einfluss des somatosensorischen Systems auf Tinnitusbeschwerden. Im Jahr 1999 stellte Levine erstmals die Hypothese eines Tinnitus-Subtyps vor, den er „somatischen Tinnitus“ nannte.

Sharma et al. (2021, zitiert nach Michiels et al., 2018) beschreiben somatischen oder somatosensorischen Tinnitus als Folge von Erkrankungen der HWS oder der temporo-mandibulären Region. Diese können die Lautstärke und Tonhöhe des Tinnitus modulieren. Die Prävalenz des somatischen Tinnitus liegt bei etwa 36–43 % in der belgischen Bevölkerung, wobei zervikogener Tinnitus bei 43 % und Kiefergelenkserkrankungen bei 64 % der Betroffenen auftreten (Sharma et al., 2021, zitiert nach Michiels et al., 2018; Sajadi et al., 2019). Solche Störungen treten auch häufig bei Patient*innen mit Zahnpulpagie auf (Sharma et al., 2021, zitiert nach Niedrig et al., 2017).

Haider et al. (2017) führen verschiedene Anzeichen für somatosensorischen Tinnitus auf, darunter Kopf- und Nackenprobleme wie Kiefergelenkssyndrom, Osteophyten, Arthrose, Spondylose, myofasziale Triggerpunkte sowie Zahn- oder Kiefererkrankungen. Häufige Schmerzen im Kopf-, Nacken- oder Schulterbereich, schlechte Körperhaltung, Bruxismus und eine Verschlimmerung der Symptome bei gleichzeitigem Auftreten von Schmerzen und Tinnitus sind ebenfalls typische Merkmale (Sanchez & Rocha, 2011b, c). Aufgrund dieser komplexen Symptome ist oft ein multidisziplinäres Team aus Zahnarzt*innen und Physiotherapeut*innen notwendig, um eine präzise Diagnose und Behandlung sicherzustellen.

□ CMD-assoziierter Tinnitus

Laut Bousema et al. (2018) zeigen zahlreiche Studien einen engen Zusammenhang zwischen Tinnitus und CMD. Diese Beziehung ist bidirektional: Menschen mit Tinnitus haben ein erhöhtes Risiko, CMD zu entwickeln, während CMD-Patient*innen häufiger auch Tinnitus haben. Obwohl die meisten Studien diesen Zusammenhang bestätigen, waren keine der untersuchten Arbeiten von hoher Qualität. Schwächen wie fehlende Verblindung oder mangelnde Vergleichbarkeit der Gruppen erhöhten das Risiko für verzerrte Ergebnisse.

Bousema et al. (2018) berichten weiter, dass fast alle Studien einen unspezifischen Zusammenhang zwischen CMD und Tinnitus fanden. Eine Ausnahme ist die Arbeit von De Felicio et al. (2008), die spezifischeren Erkenntnisse liefert. Eine Studie verglich CMD bei Patient*innen mit und ohne Tinnitus (Park & Moon, 2014), während fünf weitere Studien Tinnitus bei CMD-Patientinnen analysierten (Buergers et al., 2014; De Felicio et al., 1999; De Felicio et al., 2008; Effat, 2016; Fernandes et al., 2013).

Insgesamt berichteten 37–88 % der CMD-Patient*innen aus spezialisierten Kliniken über Tinnitus. Die gewichteten Odds Ratios lagen zwischen 1,7 und 44,3, mit einer Gesamt-Odds Ratio von 6,7 (95 % CI) (Akhter et al., 2013; Baguley et al., 2002; Dworkin & LeResche, 1992; Bornstein et al., 2009). CMD kann laut Bousema et al. arthrogen (CMDa) oder myogen (CMDm) sein. Bei CMDa zeigten acht von elf Studien einen Zusammenhang mit Tinnitus. Die Häufigkeit von Tinnitus lag bei CMD- Patient*innen aus spezialisierten Kliniken zwischen 20 % und 59 %, während sie bei anderen

Patientengruppen zwischen 21 % und 48 % lag. Acht Studien untersuchten CMDa bei Patient*innen mit und ohne Tinnitus (Bernhardt et al., 2004; Camparis et al., 2005; Hilgenberg et al., 2012; Khedr et al., 2010; Kuttila et al., 2005; Peroz, 2003; Pezzoli et al., 2015; Rubinstein, 1993), und drei Studien analysierten Tinnitus bei CMDa-Patient*innen (Akhter et al., 2013; Parker & Chole, 1995; Tuz et al., 2003). Die Odds Ratios reichten von 1,2 bis 9,9, mit einer Gesamt-Odds Ratio von 2,3 (95 % CI) (Abel & Levine, 2004; Bernhardt et al., 2004; Baguley et al., 2013; Bjorne, 2007).

Bei CMDm fanden alle sieben Studien einen signifikanten Zusammenhang mit Tinnitus. Diese Studien konzentrierten sich auf myofasziale Schmerzen im Kieferbereich. Fünf Studien untersuchten CMDm bei Patient*innen mit und ohne Tinnitus (Bernhardt et al., 2004; Camparis et al., 2005; Hilgenberg et al., 2012; Leher et al., 2003; Pezzoli et al., 2015), während eine Studie Tinnitus bei CMDm-Patient*innen analysierte (Tuz et al., 2003). Die Odds Ratios reichten von 1,3 bis 10,0, mit einer Gesamt-Odds Ratio von 4,1 (95 % CI) (Akhter et al., 2013; Abel & Levine, 2004; Borenstein et al., 2009).

□ Zervikogener somatosensorischer Tinnitus (CST)

Michiels et al. (2016, zitiert nach Pfaller und Arvidsson, 1988; Zhan, 2006) beschreiben den CST als eine Form des Tinnitus, die mit der HWS und deren somatischem System zusammenhängt. Tierstudien zeigen, dass es eine Verbindung zwischen dem zervikalen somatosensorischen System und den CN gibt, was die physiologische Grundlage für CST liefert. Somatosensorische Informationen aus der HWS werden laut Shore et al. (2007) über afferente Fasern an das Gehirn weitergeleitet. Diese Fasern haben ihre Zellkörper in den Spinalganglien oder im Trigeminusganglion und projizieren teilweise auch in das zentrale Hörsystem. Dort beeinflussen sie die Feuerrate oder Synchronität der Neuronen und können so die Intensität und Charakteristika des Tinnitus verändern. Shore et al. (2007) sowie Young et al. (1995), Kanold und Young (2001), Zhan et al. (2006), Shore et al. (2008) und Shore (2011) bestätigen durch Tierstudien neurale Verbindungen zwischen dem auditorischen System und der HWS. Dieses Konzept basiert auf der Konvergenz von Hörsignalen aus der Cochlea und somatosensorischem Input aus dem Gesicht sowie den zervikalen Strukturen (C1–C4) an den CN. Besonders betroffen sind die somatosensorischen Neuronen im dorsalen CN und im kaudalen Teil des Spinaltrakts des Nervus trigeminus (V). Laut Nieuwenhuys et al. (1988) bestehen zusätzliche Verbindungen zum Außen- und Mittelohr über den gemeinsamen Spinaltrakt der Hirnnerven (VII, IX und X). Viele dieser aufsteigenden Bahnen von den CN projizieren letztendlich in den auditorischen Kortex. Ein schematisches Modell zur Hypothese des dorsalen CN im Zusammenhang mit CST beschreiben Levine et al. (2007, zitiert nach Levine und Oron, 2015). Demnach kann eine anhaltende schädliche Aktivität, wie etwa durch ein Schleudertrauma oder chronische Nackenschmerzen, den dorsalen CN enthemmen und den Tinnitus verstärken. Diese Verbindungen sind schematisch in Abbildung 1 dargestellt.

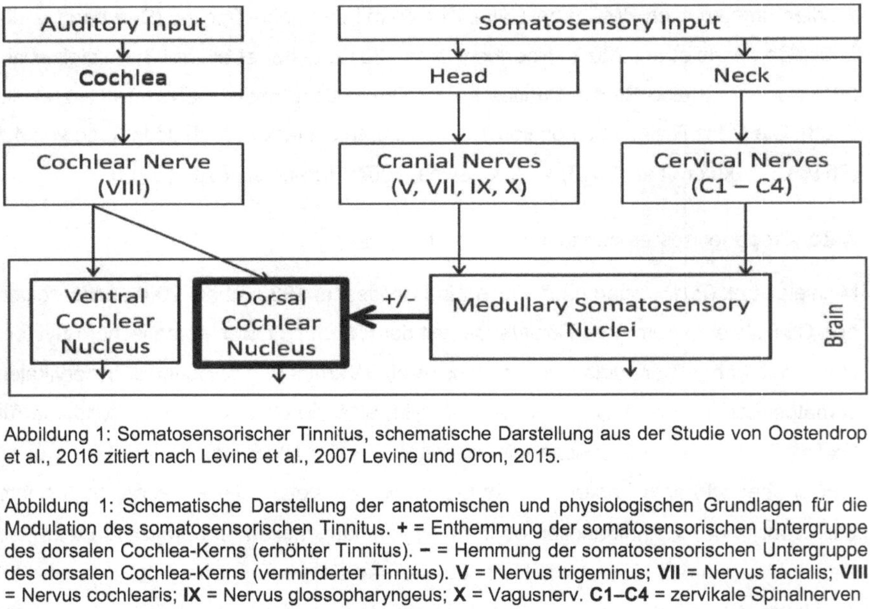

Abbildung 1: Somatosensorischer Tinnitus, schematische Darstellung aus der Studie von Oostendrop et al., 2016 zitiert nach Levine et al., 2007 Levine und Oron, 2015.

Abbildung 1: Schematische Darstellung der anatomischen und physiologischen Grundlagen für die Modulation des somatosensorischen Tinnitus. **+** = Enthemmung der somatosensorischen Untergruppe des dorsalen Cochlea-Kerns (erhöhter Tinnitus). **−** = Hemmung der somatosensorischen Untergruppe des dorsalen Cochlea-Kerns (verminderter Tinnitus). **V** = Nervus trigeminus; **VII** = Nervus facialis; **VIII** = Nervus cochlearis; **IX** = Nervus glossopharyngeus; **X** = Vagusnerv. **C1–C4** = zervikale Spinalnerven

2.6.4.4 Pulsierender Tinnitus

Langguth et al. (2024, zitiert nach De Ridder, 2011, und De Ridder et al., 2007) berichten, dass ein pulsativer, pulssynchroner Tinnitus auf eine Anomalie des Blutflusses hinweisen kann. Mögliche Ursachen sind Gefäßanomalien wie Stenosen, arteriovenöse Fisteln oder Fehlbildungen. Auch ein erhöhter Blutfluss, etwa bei Anämie, könnte eine Rolle spielen. Seltener ist ein mikrovaskulärer Konflikt die Ursache.

Langguth et al. erklären, dass viele Patient*innen mit pulssynchronem Tinnitus keine offensichtlichen Gefäßanomalien zeigen. Eine mögliche Erklärung dafür ist eine erhöhte Empfindlichkeit für Körpergeräusche. Betroffene nehmen Geräusche wahr, die durch den Blutfluss entstehen und über die Knochenleitung an das Innenohr übertragen werden. Zusätzlich könnte ein erhöhter intrakranieller Druck diese Übertragung verstärken (zitiert nach Sismanis, 1998).

2.6.4.5 Psychosomatischer Tinnitus

Langguth et al. (2024, zitiert nach Elarbed et al., 2021, und Patil et al., 2023) berichten, dass viele Patient*innen angeben, ihr Tinnitus werde in Stresssituationen intensiver. Dies könnte durch eine erhöhte Wachsamkeit gegenüber sensorischen Signalen unter sympathischer Aktivierung erklärt werden. Allerdings reagieren nicht alle Menschen gleich auf Stress. Patil et al. (2023) zeigen, dass Stress sowohl die Entstehung als auch die Verschlechterung von Tinnitus beeinflussen kann. Sie schlagen vor, dass zukünftige Studien auditive und emotionale Systeme kombinieren sollten, um die Verbindung zwischen Stress und Tinnitus besser zu verstehen. Solche Forschungen könnten helfen, stressbedingten Tinnitus zu vermeiden und die Prognose für Patient*innen präziser einzuschätzen.

Laut Herbert et al. (2012) gelten Depressionen ebenfalls als Risikofaktor für Tinnitus, insbesondere wenn dieser mit zusätzlichen Symptomen einhergeht. Patel et al. (2020) zeigen in einer Metaanalyse, dass die Prävalenz von Depressionen bei Patient*innen mit Morbus Menière „nahe bei erstaunlichen 50 %“ liegt. Außerdem wird Tinnitus mit Angststörungen in Verbindung gebracht (Pattyn et al., 2016).

Diese Erkenntnisse deuten darauf hin, dass Tinnitus, Angst und Depression möglicherweise gemeinsame Gehirnnetzwerke nutzen. Alternativ könnten Tinnitus und begleitende Symptome die Aktivierung von Depressionsnetzwerken fördern (De Ridder et al., 2014; Langguth et al., 2011, 2023; Pattyn et al., 2018).

2.6.5. Lokalisation

Laut Langguth et al. (2024, zitiert nach Shin et al., 2023) wird Tinnitus unterschiedlich wahrgenommen: einseitig (ca. 45 %), beidseitig (ca. 45 %) oder nicht-lateralisiert (ca. 10

%). Diese Variabilität kann teilweise durch einseitigen Hörverlust erklärt werden, da der Tinnitus oft auf der Seite des Hörverlusts auftritt, was die Deafferenzierungstheorie stützt. Allerdings bleibt unklar, welche Faktoren die genaue Lokalisation des Tinnitus beeinflussen, besonders bei Patient*innen, die ihn im Kopf wahrnehmen.

Langguth et al. berichten weiter, dass manche Patient*innen Schwierigkeiten haben, ihren Tinnitus genau zu lokalisieren, oder angeben, dass sich die Lokalisation im Laufe der Zeit verändert. Studien zeigen zudem, dass die wahrgenommene Tonhöhe des Tinnitus häufig mit dem Bereich des stärksten Hörverlusts übereinstimmt (Norena et al., 2002; Schecklmann et al., 2012). Dies untermauert die Theorie, dass Tinnitus als Phantomgeräusch entsteht, das durch den Versuch des Gehirns ausgelöst wird, fehlenden auditiven Input zu kompensieren (Jastreboff, 1990).

Diese Befunde legen nahe, dass Tinnitus möglicherweise durch eine unzureichende Feed-Forward-Hemmung entsteht. Laut Roberts et al. (2008, zitiert in Langguth et al., 2024) könnte ein Mangel an lateraler Hemmung dazu führen, dass die Tinnitus-Tonhöhe im Bereich zwischen normalem Hören und Hörverlust liegt.

2.6.6 Diagnostik

Laut Dalrymple et al. (2021) sollte das Hauptziel der ärztlichen Betreuung bei Patient*innen mit Tinnitus darin bestehen, Ursachen zu identifizieren, die entweder behandelbar oder potenziell gefährlich sind. Eine gezielte Anamnese und körperliche Untersuchung sind dabei die wichtigsten Werkzeuge, um zwischen gutartigen und ernsten Ursachen zu unterscheiden und passende Behandlungsoptionen zu wählen.

Dalrymple et al. betonen, dass bei der ersten Triage Merkmale identifiziert werden sollten, die eine dringende Abklärung erfordern. Dazu gehören beispielsweise pulsatiler Tinnitus, der mit neurologischen Symptomen, einseitigen Beschwerden, asymmetrischem Hörverlust oder anderen Auffälligkeiten einhergeht. Laut Hofmann et al. (2013) kann pulsierender Tinnitus, obwohl seltener, auf Herz-Kreislauf-Erkrankungen, intrakranielle Gefäßanomalien, erhöhten Hirndruck oder Neoplasien hinweisen.

Dalrymple et al. nennen vier zentrale Anamneseelemente für die Beurteilung von Tinnitus: die Chronizität, die Lokalisation (einseitig oder beidseitig), damit verbundene Hörveränderungen und die Auswirkungen (störend oder nicht störend).

Wenn eine MRT nicht verfügbar ist oder Kontraindikationen für Kontrastmittel vorliegen, stehen Alternativen wie kontrastmittelfreie MRT, der auditorische Hirnstammreaktionstest oder CT zur Verfügung. Laut Fortnum et al. (2009) hat die kontrastmittelfreie MRT eine ähnliche Sensitivität wie die herkömmliche MRT für vestibuläre Schwannome, ist jedoch weniger geeignet, andere Ursachen zu erkennen. Der auditorische Hirnstammreaktionstest ist bei Läsionen über 1 cm zuverlässig, weniger jedoch bei kleineren Veränderungen. Die CT kann vaskuläre oder knöcherne Läsionen aufdecken, aber kleine Massen übersehen (Kessler et al., 2017).

Laboruntersuchungen sind laut Dalrymple et al. nur bei klinischem Verdacht auf spezifische Grunderkrankungen sinnvoll. Frühere Studien, die Zusammenhänge zwischen Tinnitus und Erkrankungen wie Schilddrüsenproblemen, Vitamin-B12-Mangel oder Diabetes vermuteten, basieren auf Evidenz von geringer Qualität. Laut Shargorodsky et al. (2010), Kaźmierczak und Doroszewska (2001), Klagenberg et al. (2007), Sutbas et al. (2007) sowie Cochran und Kosmicki (1979) sind Routineuntersuchungen auf diese Erkrankungen nicht gerechtfertigt.

2.6.7 Therapieansätze

Langguth et al. (2024) betonen die Heterogenität des Tinnitus in Bezug auf das Ansprechen auf Behandlungen. Viele der untersuchten therapeutischen Ansätze zeigten keinen signifikanten Unterschied zwischen der Interventions- und der Kontrollgruppe und wurden daher als wenig erfolgreich bewertet. Das Ansprechen variierte jedoch stark: Einige Teilnehmer*innen reagierten positiv auf die Therapie, während die Mehrheit keine oder sogar eine negative Reaktion zeigte (Langguth et al., 2024). Die European Multidisciplinary Guideline for Tinnitus empfiehlt verschiedene Therapieoptionen, darunter Cochleaimplantate, Hörgeräte, Neurostimulation, kognitive Verhaltenstherapie, Pharmakotherapie, Tinnitus-Retraining-Therapie, „Sound Therapy" (z. B. Masker), sowie diätetische und alternative Ansätze wie Akupunktur. Von diesen zeigt nur die kognitive Verhaltenstherapie eine hohe Evidenz für ihre Wirksamkeit bei Tinnitus und wird daher stark empfohlen. Pharmakotherapie wirkt zwar nicht direkt gegen Tinnitus, kann aber tinnitusassoziierte Erkrankungen wie Depressionen oder Stress lindern (Fobbe et al., 2022, zitiert nach Cima et al., 2019).

 Physiotherapeutische Behandlung: Van der Wal et al. (2020) schlugen eine konservative orofaziale Therapie für Patient*innen mit somatosensorischem Tinnitus vor, der durch CMD bedingt ist. Diese multimodale Intervention umfasst Beratung, Dehnübungen, Massagen der Kaumuskulatur und Entspannungstherapie. In einigen Fällen wurde auch eine Aufbissschiene empfohlen. Für Patient*innen mit zusätzlichen HWS-Problemen wurden HWS- Mobilisationen und gezielte Übungen integriert (Da Silva et al., 2023, zitiert nach Van der Wal et al., 2020).

Oostendorp et al. (2016) beziehen sich in ihrer Studie auf mehrere Arbeiten, die eine neuronale Verbindung zwischen dem dorsalen Cochlea-Kern und den somatosensorischen Systemen des Kopfes sowie der oberen HWS als mögliche Ursache für Tinnitus bei Patient*innen mit zervikogenem somatosensorischem Tinnitus identifizierten. Ein erweitertes Verständnis des (chronischen) somatosensorischen Tinnitus könnte dazu beitragen, die manuelle Therapie als bewährte Methode zur Beurteilung und Behandlung von Patient*innen mit zervikogenem somatosensorischem Tinnitus zu etablieren.

Michiels et al. (2018) berichteten in ihrer Studie über neue Erkenntnisse zur signifikanten Verbesserung des Tinnitus durch TENS (Herraiz et al., 2007; Vanneste et al., 2010). Die TENS in Hautbereichen in der Nähe des Ohrs fördert die Aktivierung des dorsalen Cochlea-Kerns über den somatosensorischen Weg. Dies kann die hemmende Rolle dieses Kerns im Zentralnervensystem verstärken und dadurch den Tinnitus lindern (Herraiz et al., 2007). Herraiz et al. (2007, zitiert in Michiels et al., 2018) zeigten, dass TENS in 46 % der Patient*innen mit somatischem Tinnitus nach zwei Wochen zu einer Verbesserung führte, gemessen an reduzierten VAS-Tinnitus-Schweregraden. Sie stellten außerdem fest, dass Tinnitus, der durch eine somatosensorische Verletzung verursacht wurde, besser auf die Behandlung ansprach als somatischer Tinnitus, der mit einer otologischen Erkrankung einherging.

 Chiropraktische Therapie: Michiels et al. (2018) berichten, dass die chiropraktische Therapie darauf abzielt, durch Manipulation der Wirbelsäule und Extremitäten abnormalen Bewegungsmustern entgegenzuwirken. Es wurden lediglich drei Studien zur chiropraktischen Behandlung von Tinnitus gefunden, alle basierend auf Fallstudien. Alcantara et al. (2002, zitiert in Michiels et al., 2018) beschrieben die Behandlung einer 41-jährigen Patientin, die unter Ohrenschmerzen, Tinnitus, Schwindel, verändertem Hörvermögen, Ohrinfektionen und Kopfschmerzen litt. Diagnostiziert wurden CMD und zervikale Subluxationen. Nach neun Behandlungen über zwei Monate berichteten die Autor*innen von einer vollständigen Linderung der CMD-Symptome, einschließlich des Tinnitus. Die Therapie umfasste schnelle Anpassungen mit niedriger Amplitude.

Kessinger und Boneva (2000, zitiert in Michiels et al., 2018) berichteten über einen 75-jährigen Patienten, der nach einer chiropraktischen Behandlung des oberen Halswirbels Verbesserungen bei Schwindel, Tinnitus und Hörverlust zeigte. Die Autor*innen führten den Erfolg der Therapie auf eine verbesserte Funktion der HWS zurück.

□ Medikamentöse Behandlung: Langguth et al. (2019, zitiert nach Cederroth et al., 2013) berichten, dass es trotz des großen Marktpotenzials aktuell keine zugelassenen pharmakologischen Behandlungen für Tinnitus gibt. Die Bemühungen in der industriellen Forschung und Entwicklung erscheinen zudem begrenzt.

□Tinnitus-Retraining-Therapie (TRT): Tsang et al. (2024, zitiert nach Phillips & McFerran) berichten, dass die TRT auf dem neurophysiologischen Modell von Jastreboff basiert und eine weit verbreitete Behandlungsmethode ist. Sie kombiniert die Prinzipien dieses Modells mit neutralen Schallreizen geringer Lautstärke, um die Intensität des Tinnitus-Signals zu reduzieren. Ein Cochrane-Review zeigte, dass TRT deutlich wirksamer ist als die Tinnitus-Maskierung.

□ Audiologische Therapie: Tsang et al. (2024) empfehlen bei störendem Tinnitus die passive Nutzung von breitbandigen Geräuschen mit geringer Lautstärke, wie weißem Rauschen oder Meeres-/Regengeräuschen. Diese Klänge können helfen, eine beruhigende Klangumgebung zu schaffen und das Bewusstsein für den Tinnitus zu verringern, besonders in stillen Momenten. Verschiedene Apps für Smartphones und Tablets bieten eine große Auswahl an anpassbaren Sounds, die in Lautstärke und Dauer individuell eingestellt werden können.

□ Kognitive Verhaltenstherapie (KVT): Tsang et al. (2024, zitiert nach McKenna et al., 2014) beschreiben, dass die KVT auf der Annahme basiert, dass negative kognitive Fehlinterpretationen des Tinnitus-Signals und der körperlichen Erregung zu fehlerhaften Bewertungen, verzerrten Wahrnehmungen und Tinnitus-Hypervigilanz führen. Diese Prozesse fördern negatives Denken und verstärken Stress. Ein Cochrane-Review zeigte, dass die KVT eine geringe bis mittlere Wirksamkeit bei der Reduzierung der negativen Auswirkungen von Tinnitus auf die Lebensqualität der Patient*innen hat (Tsang et al., 2024, zitiert nach Fuller et al., 2020).

□ Hörgeräte und Cochlea-Implantate: Langguth et al. (2024, zitiert nach Waechter & Jonsson, 2022) berichten, dass eine Verbesserung des Hörvermögens bei Tinnitus-Patient*innen mit Hörverlust auch zu einer Reduktion des Tinnitus führen kann. Dies wurde sowohl durch den Einsatz von Hörgeräten als auch durch Cochlea-Implantate beobachtet (Langguth et al., 2024, zitiert nach Borges et al., 2021; Yuen et al., 2021). Dieser Befund unterstützt die Theorie, dass Tinnitus durch die Bemühung des Gehirns entstehen kann, verminderten Hörinput zu kompensieren. Besonders ausgeprägt ist der Effekt bei Cochlea-Implantaten, da diese die deafferentierten Hörnervenfasern direkt stimulieren (Langguth et al., 2024, zitiert nach Peter et al., 2019).

□ Neurofeedback (NFB) -Therapie: Xiaoyan et al. (2022) beschreiben die NFB-Therapie als einen nicht-invasiven, elektrophysiologischen Ansatz, der Hirnaktivitätsparameter visualisiert. Dies ermöglicht Patient*innen, ihre Gehirnaktivität gezielt zu verändern und diese Parameter entweder positiv oder negativ zu regulieren.

3 Methodik

3.1 Forschungsfragen

3.1.1 Primäre Forschungsfrage

Diese Masterarbeit untersucht die primäre Forschungsfrage: „Wie wirksam ist die Physiotherapie bei der Behandlung von Tinnitus, der mit CMD oder der oberen HWS assoziiert ist?“. Um diese Frage zu beantworten, wurde ein systematisches Review durchgeführt. Dieses basiert auf der Analyse von zehn RCTs, die in einer strukturierten und reproduzierbaren Literaturrecherche identifiziert wurden.

Die Arbeit zielt jedoch nicht nur darauf ab, die primäre Forschungsfrage zu klären, sondern auch daraus ableitbare sekundäre Fragen zu beantworten. Dabei zeigte sich, dass nicht alle sekundären Fragen durch die zehn ausgewählten RCTs vollständig beantwortet werden konnten. Trotz gründlicher und systematischer Recherche in relevanten Datenbanken fehlten für einige dieser Fragen passende RCTs. Daher war es notwendig, ergänzend auf andere qualitativ hochwertige Studien mit unterschiedlichen Studiendesigns zurückzugreifen, um die sekundären Fragen bestmöglich zu beantworten und die Ergebnisse mit belegbaren Daten zu untermauern.

3.1.2 Sekundäre Forschungsfragen

Zur umfassenden Beantwortung der primären Forschungsfrage wurden zwei sekundäre Forschungsfragen formuliert, die spezifische Aspekte der primären Frage detaillierter untersuchen. Diese Fragen beziehen sich auf folgende Bereiche:

3.1.2.1 Zusammenhang zwischen CMD und Tinnitus

Granada et al. (2016, zitiert nach Bernhardt et al., 2011) berichten, dass CMD als prädisponierender Faktor für die Entstehung von Tinnitus wirken könnte. In einer Studie mit 3.300 Teilnehmer*innen wurde festgestellt, dass Personen mit CMD, unabhängig von Faktoren wie Geschlecht, Alter, Bildungsniveau und häufigen Kopfschmerzen, ein 2- bis 4-fach erhöhtes Risiko hatten, innerhalb von fünf Jahren Tinnitus zu entwickeln. Die genaue Art der CMD, die am häufigsten mit Tinnitus assoziiert ist, bleibt unklar. Einige Studien zeigen, dass Tinnitus häufiger bei intraartikulären Läsionen wie der

Verschiebung der Kiefergelenkscheibe auftritt, insbesondere wenn diese auf der Seite des einseitigen Tinnitus festgestellt wurde. Diese Läsionen traten oft in Verbindung mit leichten orofazialen Schmerzen auf (Granada et al., 2016, zitiert nach Ren und Isberg, 1995). Andere Untersuchungen fanden hingegen, dass Tinnitus stärker mit isolierten myofaszialen Kopfschmerzen oder Kiefergelenkschmerzen assoziiert ist als mit inneren Störungen, isoliertem Klicken oder eingeschränkter Mundöffnung (Granada et al., 2016, zitiert nach Tullberg & Ernberg, 2006; Akter et al., 2013). Aufgrund der geringen Stichprobengrößen in früheren Studien konnten diese Unterschiede jedoch statistisch nicht eindeutig bestätigt werden (Granada et al., 2016, zitiert nach Akter et al., 2013).

Miyamoto et al. (2024) untersuchten 76 Patient*innen zwischen April und Mai 2023, die an einer audiometrischen Untersuchung teilnahmen. Das Durchschnittsalter lag bei 69,7 Jahren (± 12,8), die Altersspanne reichte von 42 bis 95 Jahren. Es zeigte sich, dass 90,8 % der Patient*innen (n = 69) von einer Form der Kiefergelenkserkrankung betroffen waren. Dabei wiesen 46,1 % eine leichte, 34,2 % eine mittelschwere und 10,5 % eine schwere Erkrankung auf.

42 Patient*innen (55,3 %) litten zusätzlich an Tinnitus. Die Studie zeigte einen signifikanten Zusammenhang zwischen Kiefergelenkserkrankungen und Tinnitus (p = 0,022). Zudem war ein höherer Schweregrad der Kiefergelenkserkrankung mit einer höheren Wahrscheinlichkeit für Tinnitus assoziiert (p = 0,043). Die Odds Ratio (OR) ergab, dass Patient*innen mit Kiefergelenkserkrankungen ein 8,8-fach erhöhtes Risiko für Tinnitus hatten, wobei das Risiko bei schwerer Dysfunktion auf das 42-Fache anstieg.

Miyamoto et al. (2024) untersuchten auch die Beziehung zwischen Tinnitus, Kiefergelenkserkrankungen und anderen Erkrankungen. Sie fanden keinen signifikanten Zusammenhang zwischen Tinnitus und Hörverlust (p = 0,879), Bluthochdruck (p = 0,595) oder Migräne (p = 0,916). Allerdings zeigte sich bei Patient*innen mit Hörverlust ein signifikanter Zusammenhang zwischen Kiefergelenkserkrankungen und Tinnitus (p = 0,046). Für Bluthochdruck und Migräne konnten keine vergleichbaren Zusammenhänge festgestellt werden (p = 0,131 bzw. p = 0,147). Diese Ergebnisse bestätigen, dass die Schwere der Kiefergelenkserkrankung stark mit der Wahrscheinlichkeit von Tinnitus korreliert, und untermauern die Relevanz von CMD bei der Entstehung von Tinnitus.

3.1.2.2 Zusammenhang zwischen oberer HWS und Tinnitus

Wadhwa et al. (2024, zitiert nach Peng et al., 2015) betonen, dass Anomalien der HWS den Blutfluss zu den Hörbahnen beeinträchtigen können. Krämpfe oder Kompressionen der Wirbelarterie können eine vorübergehende Ischämie in Hirnarealen verursachen, die für die auditive Verarbeitung zuständig sind. Diese vaskuläre Komponente kann die Symptome des Tinnitus verstärken.

Michiels et al. (2015, zitiert nach Abel und Levine, 2004; Fabijanska et al., 2014; Ostermann et al., 2014) berichten, dass zervikogener somatischer Tinnitus (CST) bei etwa 36–43 % der Tinnitus-Betroffenen auftritt. Patient*innen mit CST zeigen häufig eine eingeschränkte Beweglichkeit der HWS, insbesondere bei Rotationsbewegungen. Zudem können kombinierte Bewegungen wie Streckung, Seitneigung und Rotation Schmerzen auslösen (Michiels et al., 2015, zitiert nach Reisshauer et al., 2006). Empfindliche Triggerpunkte in der HWS sind ebenfalls typisch für CST (Michiels et al., 2015, zitiert nach Reisshauer et al., 2006). Eine hohe Punktzahl im Neck Bournemouth Questionnaire (NBQ), über 14 von 70 Punkten, wird ebenfalls als Hinweis auf CST gewertet (Michiels et al., 2015, zitiert nach Reisshauer et al., 2006).

Diese Ergebnisse verdeutlichen den Einfluss der oberen HWS auf die Entwicklung und Ausprägung von Tinnitus.

3.2 Suchstrategie

Zur Beantwortung der primären Forschungsfrage sowie der abgeleiteten sekundären Fragen wurde eine systematische Literaturrecherche in den Datenbanken MEDLINE (PubMed und PMC), PEDro und ScienceDirect durchgeführt. Für die primäre Forschungsfrage wurde gezielt nach RCTs gesucht, die innerhalb der letzten zwölf Jahre veröffentlicht wurden. Die RCTs mussten sich mit den Hauptaspekten der Forschungsfrage befassen, nämlich Physiotherapie, CMD, obere HWS und Tinnitus. Studien, die mindestens drei dieser Aspekte – insbesondere Physiotherapie und Tinnitus in Kombination mit CMD oder der oberen HWS – behandelten, wurden ebenfalls einbezogen. Für die sekundären Forschungsfragen, die den Zusammenhang zwischen Tinnitus und CMD sowie zwischen Tinnitus und der oberen HWS untersuchen, wurden Studien unterschiedlicher Designs berücksichtigt. Ziel war es, diese Zusammenhänge umfassend zu beleuchten und wissenschaftlich zu untermauern. Zusätzlich wurden die Referenzlisten der identifizierten Studien systematisch durchsucht, um weitere relevante Arbeiten zu finden, die gegebenenfalls in die Analyse aufgenommen wurden.

3.3 PICO-Schema

Tab 2: PICO-Schema (eigene Darstellung 2024)

Population	Patient*innen mit CMD oder Störung der oberen HWS und Tinnitus
Intervention	Physiotherapie
Comparison	Andere Interventionen oder Placebo
Outcome	Linderung des CMD- oder oberen Halswirbelsäulen assoziiertem Tinnitus

3.4 Ein- und Ausschlusskriterien

Tab 3: Ein- und Ausschlusskriterien der eingeschlossenen Studien (eigene Darstellung 2024)

Variablen	**Einschlusskriterien**	**Ausschlusskriterien**
Textverfügbarkeit	Volltext	Nicht im Volltext verfügbar
Sprache	Keine Einschränkungen	-
Studiendesign	Randomisierte kontrollierte Studien (RCT)	Andere Studiendesigns
Veröffentlichungsdatum	2012-2024	Vor 2012
Population	Patient*innen mit Tinnitus und mindestens CMD oder Störung der oberen HWS	Patient*innen mit Tinnitus aber ohne CMD oder ohne Störung der oberen HWS
Intervention	Physiotherapie, Placebo oder andere Interventionen	Studien ohne Physiotherapie
Outcome	Linderung des Tinnitus	Nicht spezifiziert
Setting	Keine Einschränkung	-

3.5 Analyse der Evidenzklassen

Zur Interpretation der Evidenzklasse bzw. der Hierarchiestufe der Beweiskraft, wird die von Oxford Centre for Evidence Based Medicine (CEBM) im Jahr 2009 definierte Klassifikation verwendet (Howick, 2009). Die nachfolgende Tab 4 zeigt die Analyse der Evidenzklassen:

Tab 4: Analyse der Evidenzklassen (eigene Darstellung 2024)

Stufe	Beschreibung
I a	SR (mit homogenen Ergebnissen) unterschiedlicher RCTs
I b	RCT mit engem Konfidenzintervall
I c	„Alle oder keine“ Fallserien
II a	SR (mit homogenen Ergebnissen) unterschiedlicher Kohortenstudien
II b	Kohortenstudien, methodisch schwache RCTs (z. B. Follow-up <80%)
II c	Outcome-Studien, ökologische Forschungsarbeiten
III a	SR (mit homogenen Ergebnissen) über Fallkontrollstudien
III b	Fallkontrollstudien
IV	Fallserien, methodisch schwache Kohorten- und Fallkontrollstudien
V	Expertenmeinungen

3.6 Literaturquellen

3.6.1 **Medline** (PubMed und PMC)

3.6.1.1 Suchstrategie

Während der Literaturrecherche in der PubMed-Datenbank wurde der Suchzeitraum regelmäßig aktualisiert, um möglichst viele relevante RCTs zu identifizieren. Drei Wochen vor Abschluss der Arbeit erfolgte eine finale Überprüfung und Aktualisierung, um sicherzustellen, dass alle aktuellen Veröffentlichungen berücksichtigt wurden.

Bei der letzten Suche wurden zunächst 101 Studien gefunden. Durch den Einsatz des Filters „Publication Date“ (2012–2024) wurden 41 Studien ausgeschlossen. Der Filter „Text Availability“ (nur Volltexte) reduzierte die Anzahl um weitere zwei Studien. Schließlich ergab der Filter „Article Type“ (Randomized Controlled Trials) eine finale

Auswahl von sieben Studien. Von diesen sieben Studien wurde eine ausgeschlossen, da der Zugang zum Volltext nicht möglich war. Eine weitere Studie wurde ausgeschlossen, da sie keine Ergebnisse enthielt und nur für priorisierte Nutzer zugänglich war. Somit blieben fünf Studien übrig, die die primäre Forschungsfrage sowie die Forschungsfragen größtenteils beantworteten.

3.6.1.2 Suchbegriffe

Für die systematische Literaturrecherche wurden Suchbegriffe in drei Hauptbereichen verwendet:

- Temporomandibuläre Dysfunktionen: Temporomandibular disorder,TMD, temporomandibular dysfunction, CMD, craniomandibular dysfunction, jaw disorder, upper cervical spine, upper cervical vertebrae, cervical spine, cervicocephalic region.

- Tinnitus: Tinnitus, ear ringing, ear noise, subjective tinnitus, somatosensory tinnitus, somatic tinnitus, cervical tinnitus, cervicogenic tinnitus, neck related tinnitus.

- Physiotherapie: Physiotherapy, physical therapy, manual therapy, manualtherapy, physical rehabilitation, therapeutic exercise.

Diese Suchbegriffe wurden gezielt kombiniert, um relevante Studien zu den Bereichen CMD, HWS, Tinnitus und Physiotherapie zu identifizieren.

3.6.1.3 Filter

Für die Suche wurden die Filter „Publication Date“ (2012- 2024), „Text Availability“ (nur Volltexte) und „Article Type“ (Randomized Controlled Trial) angewendet.

3.6.1.4 Suchprotokoll

Das Suchprotokoll der Literatursuche ist in Abb 4 im Anhang dargestellt.

3.6.2 **PEDro** (Physiotherapy Evidence Database)

3.6.2.1 Suchstrategie

Die Suche in der PEDro-Datenbank wurde über die "Advanced Search"-Funktion durchgeführt. Dabei wurden die folgenden Einstellungen verwendet:

□ Feld Abstract & Title: CMD, Tinnitus, Physiotherapy

□ Feld Therapy: stretching, mobilisation, manipulation, massage

□ Feld Problem: no appropriate value in this field

□ Feld Body Part: head or neck

□ Feld Subdiscipline: orthopaedics

□ Feld Topic: no appropriate value in this field

□ Feld Method: clinical trial

□ Feld Published Since: 2012

Zunächst wurden die Suchbegriffe mit "Match all search terms" (AND) kombiniert (siehe Anhang, Abb. 5). Diese Suche ergab keine Treffer ("No records found").

Daraufhin wurde die Suche angepasst, indem die Begriffe mit "Match any search terms" (OR) verknüpft wurden. Dies führte zu 264.751 Treffern aus verschiedenen Bereichen (siehe Anhang, Abb. 6).

Eine zusätzliche "Simple Search" wurde durchgeführt, die Begriffe nur mit "OR" kombinieren kann (siehe Anhang, Abb. 7). Die Suchbegriffe "tinnitus" und "somatosensory tinnitus" lieferten 59 Studien.

Von diesen wurden eine "practice guideline" und 15 systematische Reviews ausgeschlossen, da sie keine RCTs waren. 43 klinische Studien ("clinical trials") blieben zur weiteren Analyse übrig, von denen 6 RCTs als geeignet ausgewählt wurden. Drei dieser RCTs wurden aufgrund von Duplikaten entfernt, sodass letztlich 3 Studien in die Forschung einbezogen wurden.

3.6.2.2 Suchbegriffe

Tinnitus, Somatosensory tinnitus

3.6.2.3 Filter

Nicht auswählbar

3.6.2.4 Suchprotokoll

Das Suchprotokoll der Literatursuche ist in Abb 8 im Anhang dargestellt.

3.6.3 **Science Direct**

3.6.3.1 Suchstrategie

Für die Literaturrecherche in der Datenbank ScienceDirect wurde die Funktion "Advanced Search" genutzt. Die Suchmaske bot nur eingeschränkte Optionen, da lediglich die Felder "Find articles with these terms" und "Years" für die Recherche relevant waren (siehe Anhang, Abb. 9).

Es wurden verschiedene Suchkombinationen getestet, darunter "tinnitus, physiotherapy, manual therapy, TMD, temporomandibular disorder, CMD, somatosensory tinnitus". Die meisten lieferten jedoch keine relevanten Ergebnisse. Der Begriff "somatosensory tinnitus" erwies sich schließlich als zielführend und führte bei der ersten Suche zu 999 Treffern (siehe Anhang, Abb. 10).

Zur weiteren Eingrenzung wurde im Bereich "Subject Areas" der Filter "Medicine and Dentistry" angewendet, wodurch die Trefferanzahl auf 570 Studien reduziert wurde (siehe Anhang, Abb. 11).

Da ScienceDirect keine weiteren Filtermöglichkeiten, etwa für RCTs bietet, wurden die 570 Studien manuell gesichtet. Nach dieser Sichtung wurden 5 RCTs als geeignet identifiziert. Von diesen wurden 3 aufgrund von Duplikaten ausgeschlossen, sodass schließlich 2 RCTs in die Forschung einbezogen wurden.

3.6.3.2 Suchbegriffe

Somatosensory Tinnitus

3.6.3.3 Filter

Für die Suche wurden folgende Filter eingesetzt:

- Year(s): 2012–2024
- Subject Areas: Medicine and Dentistry

3.6.3.4 Suchprotokoll

Die beiden Suchprotokolle wurden in Abb 10 und 11 im Anhang dargestellt.

3.7 Auswahl und Bewertung der Studien

Die Literaturrecherche für diese Masterarbeit begann vor etwa 15 Monaten. Zu Beginn wurde ein breiter Ansatz verfolgt, indem Literatur, Fachartikel und Zeitschriften aus unterschiedlichen Fachgebieten gesichtet wurden, um eine solide Basis zu schaffen. Mit der Zeit wurde die Recherche zunehmend präziser, indem gezielte Suchstrategien und Einschränkungen eingeführt wurden, um die Relevanz der Forschungsfragen herauszuarbeiten.

Bis kurz vor Abschluss der Masterarbeit wurde die Literaturrecherche kontinuierlich überprüft, ergänzt und überarbeitet, um eine präzise Darstellung sicherzustellen. Es wurden zahlreiche Studien unterschiedlicher Designs analysiert, die unter dem Begriff „Sekundärstudien“ im Literaturverzeichnis erfasst sind. Diese Studien wurden verwendet, um die sekundären Forschungsfragen zu beantworten und spezifische Teilaspekte der Forschungsfragen zu beleuchten. Zur Beantwortung der primären Forschungsfrage wurden zehn RCTs ausgewählt. Diese stammen aus drei renommierten Datenbanken:

- PEDro: 3 Studien
- PubMed und PMC: 5 Studien
- ScienceDirect: 2 Studien

Die Suchstrategien wurden individuell an die Optionen und Eigenschaften der jeweiligen Datenbanken angepasst. Optimierte Suchmethoden und spezifische Filter wurden eingesetzt, um die Effizienz und Genauigkeit der Recherche zu erhöhen.

Dabei lag der Fokus auf hochwertigen RCTs, die die relevanten Hauptbegriffe der Forschungsfragen abdeckten. Zur Analyse der ausgewählten RCTs wurden geeignete Bewertungstools verwendet, darunter:

□ PRISMA-Flussdiagramm

□ PEDro-Skala

□ CONSORT-2010-Checkliste

□ Cochrane Risk of Bias Tool (RoB1)

□ Eine systematische Übersicht über die Limitationen der Studien

Diese methodische Herangehensweise gewährleistet eine transparente und qualitativ hochwertige Bewertung der eingeschlossenen Studien. Die Ergebnisse der Analysen werden in tabellarischer Form präsentiert, um eine klare und übersichtliche Darstellung zu bieten.

3.7.1 PRISMA 2020- Flussdiagramm

Laut Rethlefsen et al. (2022, zitiert nach Page et al., 2021) bietet die PRISMA-2020-Vorlage systematischen Review-Teams eine verbesserte Möglichkeit, die Komplexität des Suchprozesses detailliert darzustellen. Mit diesem Update können nicht nur Datenbankrecherchen, sondern auch Studienregister und andere Quellen präziser erfasst werden. Insgesamt stehen vier verschiedene Vorlagen zur Verfügung, einschließlich speziell entwickelter Versionen für Aktualisierungen und systematische Übersichtsarbeiten, die über Datenbanken und Studienregister hinausgehen (Page et al., 2021). Diese Weiterentwicklung ermöglicht es, den Prozess transparenter zu gestalten und den Anforderungen moderner systematischer Reviews besser gerecht zu werden (Rethlefsen et al., 2022). Die nachfolgende Abb 2 liefert ein PRISMA 2020.

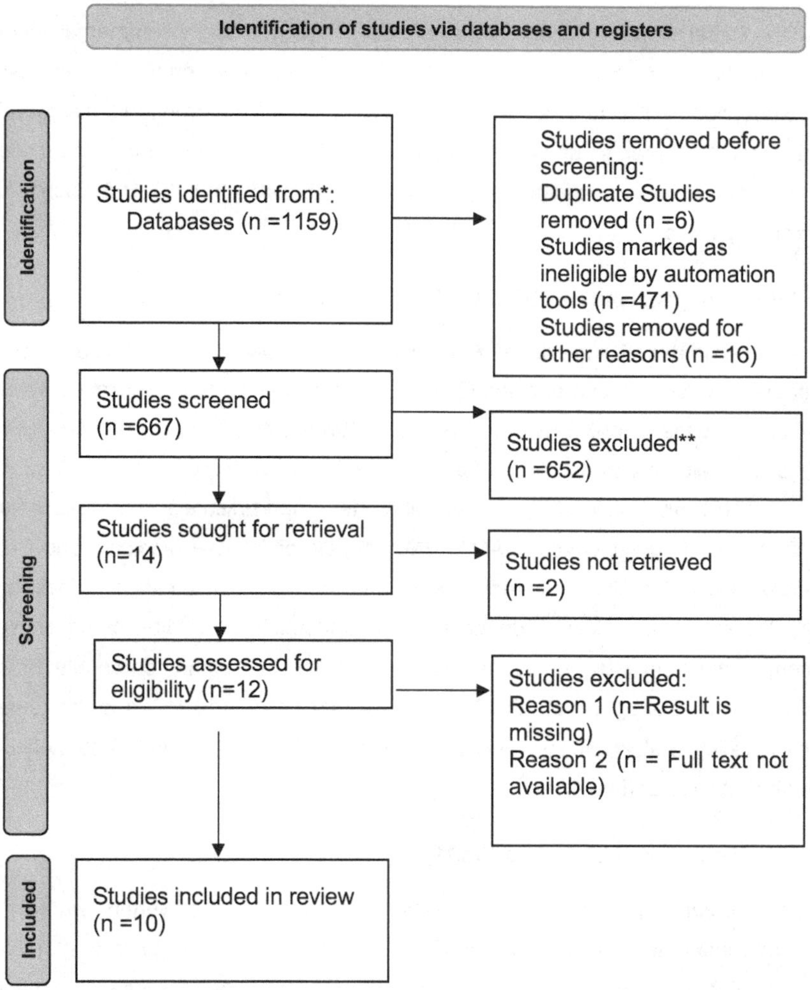

Abb 2: PRISMA 2020- Flussdiagram der eingeschlossenen Studien (eigene Darstellung 2024)

3.7.2 Bewertung anhand der PEDro-Skala

Die PEDro-Skala wurde laut Moseley & Pinheiro (2022) im Jahr 1999 entwickelt, um Studien zu bewerten, die in der PEDro-Datenbank (pedro.org.au) indiziert sind. Bis Dezember 2021 waren Bewertungen für insgesamt 40.256 Studien verfügbar. Die Skala umfasst 11 Items, die jeweils als vorhanden oder nicht vorhanden beurteilt werden. Dabei werden 10 der Items zur Berechnung einer zusammenfassenden Punktzahl herangezogen, der sogenannten PEDro-Gesamtbewertung (Bereich 0 bis 10), wobei höhere Punktzahlen ein geringeres Risiko für Verzerrungen anzeigen. Ein Item (Einschlusskriterium und Quelle) wird nicht in die Gesamtbewertung einbezogen, da es die externe Validität oder Generalisierbarkeit betrifft und nicht das Verzerrungsrisiko.

3.7.3 Bewertung anhand der CONSORT 2010- Checkliste

„Das Consolidated Standards of Reporting Trials (CONSORT) Statement ist ein Leitfaden, der die Transparenz und Qualität der Berichterstattung über randomisierte Studien verbessern soll. Es wurde erstmals 1996 veröffentlicht, 2001 überarbeitet, zuletzt 2010 aktualisiert (Eldridge et al., 2016, zitiert nach Schulz et al., 2010; Moher et al., 2010) und gleichzeitig in 10 führenden medizinischen Fachzeitschriften veröffentlicht, darunter Lancet, JAMA, BMJ, Annals of Internal Medicine und PLoS Medicine. Die CONSORT-Erklärung besteht aus einer Checkliste mit den mindestens wesentlichen Punkten, die in Berichten über randomisierte Studien enthalten sein sollten, und einem Diagramm, das den Ablauf der Teilnehmer durch die Studie dokumentiert“ (Eldridge et al., 2016). Für die ausgewählten 10 RCTs wurde jeweils eine Checkliste erstellt, die tabellarisch dargestellt ist. Diese Tabellen (20-30) befinden sich ab Seite 117 und im Anhang.

3.7.4 Bewertung des Risk of Bias (RoB1)

Um die Verzerrungen in den eingeschlossenen Studien zu bewerten, wurde das Cochrane-Instrument für Risk of Bias (RoB1) verwendet. Nach Higgins et al. (2011) können „Fehler in der Konzeption, Durchführung, Analyse und Berichterstattung randomisierter Studien dazu führen, dass die Wirkung einer Intervention unterschätzt oder überschätzt wird“. Das Tool der Cochrane Collaboration zur Bewertung des Verzerrungsrisikos wurde entwickelt, um diesen Prozess transparenter und präziser zu gestalten. Das Risk of Bias-Tool umfasst sechs Kategorien von Verzerrungen: Selection Bias, Performance Bias, Detection Bias, Attrition Bias, Reporting Bias und Other Bias. Innerhalb jeder Kategorie werden Bewertungen für ein oder mehrere Elemente vorgenommen, die verschiedene Aspekte des Bereichs oder unterschiedliche Ergebnisse abdecken können (Higgins et al., 2011).

3.7.5 Limitationen

Die Limitationen der zehn eingeschlossenen RCTs wurden systematisch analysiert, um eine höhere Transparenz zu gewährleisten. Diese Analyse ermöglicht eine präzise Bewertung der Schwächen der Studien und deren potenziellen Einfluss auf die Ergebnisse. Die Ergebnisse dieser Untersuchung werden im Ergebnisteil der Arbeit ausführlich beschrieben und in tabellarischer Form dargestellt. Diese strukturierte Darstellung unterstützt eine klare Übersicht und erleichtert den Vergleich der Studien hinsichtlich ihrer methodischen Einschränkungen.

4 Übersicht über die Studien

4.1 Population

Die nachfolgende Tab 5 zeigt das Alter der Probanden (4.1.1), das Geschlecht (4.1.2), die Rekrutierungsstrategie (4.1.3) sowie die Verblindung (4.1.4):

Tab 5: Übersicht über die Population der eingeschlossenen Studien (eigene Darstellung 2024)

Studie	Alter	Geschlecht	Rekrutierung	Verblindung
Atan et al., 2020	ST-Gruppe: 44,67 ± 11,26 Jahre; KT-Gruppe: 49,80 ± 11,04 Jahre	ST: 7 Männer, 8 Frauen; KT: 6 Männer, 9 Frauen	Klinik für physikalische Medizin und Rehabilitation, Hitit Universität	Teilnehmer und Ergebnisbewerter verblindet, Behandler nicht verblindet
Aydoğan et al., 2022	20–65 Jahre	28 Frauen, 18 Männer	März 2020 bis Dezember 2021	Keine Verblindung der Behandler, Verblindung der Teilnehmer/ Ergebnisbewertung nicht erwähnt
Delgado de la Serna et al., 2020	18–65 Jahre	25 Männer, 36 Frauen	Januar bis Dezember 2017	Ergebnisbewertung verblindet; Patienten möglicherweise nicht vollständig verblindet
Eladl et al., 2022	45–55 Jahre	65 % Männer, 35 % Frauen	Dezember 2018 bis April 2019	Patienten und Ergebnisbewertung verblindet, Behandler nicht verblindet
Fobbe et al., 2022	48,4 Jahre (± 13 Jahre)	61,4 % Frauen	Klinikambulanzen der MHH (Mai 2020 bis Februar 2021)	Physiotherapeuten verblindet, Untersucher nicht verblindet
Michiels et al., 2016	50 Jahre (± 13 Jahre)	Nicht spezifiziert	Universitätsklinik Antwerpen (tertiäre Tinnitusklinik)	Untersucher und Therapeuten verblindet
Plaza-Monzano et al., 2020	18–65 Jahre	25 Männer, 36 Frauen	Januar bis Dezember 2017	Ergebnisbewertung verblindet, Probanden und Behandler nicht verblindet
Tutar et al., 2020	41,17 ± 10,75 Jahre	22 Männer (36,7 %), 38 Frauen (63,3 %)	Januar bis Dezember 2018, Klinik in der Türkei	Teilnehmer verblindet, Behandler nicht verblindet
Van der Wal et al., 2020	45 Jahre (± 14 Jahre)	53 % Männer, 47 % Frauen	Universitätskrankenhaus Antwerpen, Belgien	Behandler verblindet; Patienten nicht verblindet

Zhe Yu et al., 2024	29,02 Jahre (19–45 Jahre)	25 Männer (58,1 %), 18 Frauen (41,9 %)	Eye and ENT Hospital, Fudan University (Februar bis Mai 2019)	Beurteiler verblindet; Probanden und Behandler nicht verblindet

4.2 Stichprobengröße

Die nachfolgende Tab 6 zeigt die Anzahl der Probanden (4.2.1), Verfahren der Randomisierung (4.2.2) Probandenausschluss und die Gründe für den Ausschluss (4.2.3) in den eingeschlossenen Studien.

Tab 6: Übersicht über die Stichprobengröße der eingeschlossenen Studien (eigene Darstellung 2024)

Studie	Anzahl der Probanden	Randomisierungsmethode	Probandenausschluss und Gründe
Atan et al., 2020	30 Teilnehmer (ST: 15, KT: 15)	Zufällige Zuordnung mit undurchsichtigen Umschlägen	7 Teilnehmer schieden aus; Gründe: Zeitmangel, Transportprobleme
Aydoğan et al., 2022	46 Teilnehmer (TENS: 23, Kontrollgruppe: 23)	Zufällige Zuordnung durch Computerprogramm	Keine gemeldeten Ausschlüsse
Delgado de la Serna et al., 2020	61 Teilnehmer (Studiengruppe: 31, Kontrollgruppe: 30)	Zufällige Zuordnung durch computergenerierte Zahlen	HNO-Pathologien, neurologische Erkrankungen, vorherige CMD-Behandlung
Eladl et al., 2022	40 Teilnehmer (Studiengruppe: 20, Kontrollgruppe: 20)	Blockrandomisierung	Neurologische Erkrankungen, Hörverlust, orthopädische Kontraindikationen
Fobbe et al., 2022	80 Teilnehmer (Interventionsgruppe: 37, Kontrollgruppe: 33)	Zufällige Zuordnung durch verschlossene Umschläge	10 Teilnehmer schieden aus; Gründe: Pandemiebedingte Sorgen (SARS-CoV-2)
Michiels et al., 2016	38 Teilnehmer (Sofortstartgruppe: 19, Verzögerungsgruppe: 19)	Blockrandomisierung mit variablen Blocklängen, verdeckte Randomisierungsliste	Zwei Teilnehmer lehnten nach der Randomisierung die Teilnahme ab
Plaza-Monzano et al., 2020	61 Teilnehmer (Studiengruppe: 31, Kontrollgruppe: 30)	Zufällige Zuordnung durch computergenerierte Zahlen	HNO-Pathologien, neurologische Erkrankungen, vorherige CMD-Behandlung

Tutar et al., 2020	60 Teilnehmer (3 Gruppen mit jeweils 20 Teilnehmern)	Computerisierte Randomisierung	Keine gemeldeten Dropouts
Van der Wal et al., 2020	80 Teilnehmer (Frühstartgruppe: 40, Spätstartgruppe: 40)	1:1 Blockrandomisierung mit variablen Blocklängen	5 Dropouts: Nachbeobachtung nicht abgeschlossen (3 frühe Gruppe, 2 späte Gruppe)
Zhe Yu et al., 2024	43 Teilnehmer (Sofortstartgruppe: 20, Spätstartgruppe: 23)	Zufällige Zuweisung durch computergenerierte Randomisierung	3 Teilnehmer konnten nicht kontaktiert werden; keine Rückmeldung

4.3 Ein- und Ausschlusskriterien

Die nachfolgende Tab 7 zeigt die Ein- und Ausschlusskriterien der eingeschlossenen Studien.

Tab 7: Ein- und Ausschlusskriterien der eingeschlossenen Studien (eigene Darstellung 2024)

Studie	**Einschlusskriterien**	**Ausschlusskriterien**
Atan et al., 2020	Patienten mit somatosensorischem Tinnitus, Nackenbeschwerden	Schwangerschaft, Mittelohrerkrankungen, Operationen
Aydoğan et al., 2022	Normaler Hörtest, subjektiver chronischer Tinnitus	Herzschrittmacher, frühere Ohroperationen, abnormales Hörvermögen
Delgado de la Serna et al., 2020	CMD-assoziierter Tinnitus, Alter 18–65 Jahre	HNO-Pathologien, neurologische Erkrankungen, Kontraindikationen für Physiotherapie
Eladl et al., 2022	Patienten mit CST, eingeschränktem zervikalen ROM	Neurologische Erkrankungen, orthopädische Kontraindikationen
Fobbe et al., 2022	Erwachsene mit Tinnitus und HWS-Beschwerden	Objektiver Tinnitus, Voroperationen, kognitive Beeinträchtigungen
Michiels et al., 2016	Chronischer subjektiver Tinnitus (TFI: 25-90), Nackenbeschwerden	Schwindel, objektiver Tinnitus, schwere psychische Störungen
Plaza-Monzano et al., 2020	CMD-assoziierter Tinnitus, Alter 18–65 Jahre	HNO-Pathologien, neurologische Erkrankungen, Kontraindikationen für Physiotherapie
Tutar et al., 2020	Alter 18–65 Jahre, chronischer subjektiver Tinnitus	Schwangerschaft, Herzschrittmacher, mentale Erkrankungen
Van der Wal et al., 2020	Erwachsene mit TFI-Score zwischen 25-90; Tinnitus stabil	Otologische Ursachen, schwere Depression/Angst, Tumoren
Zhe Yu et al., 2024	Diagnostizierter somatosensorischer Tinnitus	Vorherige Physiotherapie, psychiatrische/neurologische Störungen

4.4 Interventionen

Die nachfolgende Tab 8 zeigt die Art der Gruppenzuweisung (4.4.1), die Interventionen in der Experimentalgruppe (4.4.2) und der Kontrollgruppe (4.4.3), die Durchführung der Interventionen (4.4.4), Änderungen und Modifikationen (4.4.5) sowie deren Art und Gründe (4.4.5.1 und 4.4.5.2):

Tab 8: Übersicht über die Interventionen der eingeschlossenen Studien (eigene Darstellung 2024)

Studie	**Art der Gruppen-zuweisung**	**Interventionen in der Experimental-gruppe**	**Intervent-ionen in der Kontroll-gruppe**	**Durchführung der Interventionen**	**Art der Änder-ungen**	**Gründe für die Änderungen**
Atan et al., 2020	Randomisierte Zuordnung zu ST- oder KT-Gruppe	Kinesio-Taping an sterno-cleidomastoideus, trapezius und levator scapulae	Placebo-Taping in neutraler Position	Einmal pro Woche über vier Wochen	Keine Änderungen gemeldet	Nichtzutreffend
Aydoğan et al., 2022	Zufällige Zuordnung	TENS-Therapie (20 Sitzungen)	Aufklärung über Tinnitus	5 Sitzungen pro Woche über 4 Wochen	Keine Änderungen gemeldet	Nichtzutreffend
Delgado de la Serna et al., 2020	Zufällige Zuordnung	Bewegung, Bildung und zerviko-mandibuläre manuelle Therapie	Bewegung und Bildung	Sechs Sitzungen innerhalb eines Monats	Keine Änder-ungen gemel-det	Nichtzutreffend
Eladl et al., 2022	Zufällige Zuordnung	PBMT + Physiotherapeutisches Übungsprogramm	PBMT alleine	Drei Sitzungen pro Woche über acht Wochen	Keine Änderungen gemeldet	Nichtzutreffend
Fobbe et al., 2022	Interventionsgruppe und Kontrollgruppe	Manuelle Therapie (Triggerpunkt-therapie, Dehnübungen)	Warteliste	Durchschnitt-lich 17 Sitzungen durch zertifizierte Therapeuten	Keine Änderungen gemeldet	Nichtzutreffend
Michiels et al., 2016	Sofortstartgruppe und Verzögerungsstartgruppe	Multimodale zervikale Physiotherapie	Verzögerungsstart: Keine Behandlung in ersten 6 Wochen	12 Sitzungen über 6 Wochen	Keine Änder-ungen gemeldet	Nichtzutreffend
Plaza-	Zufällige Zuordnung	Bewegung, Bildung und	Bewegung und Bildung	Sechs Sitzungen	Keine Änder-	Nichtzu-

Monzano et al., 2020		zerviko-mandibuläre manuelle Therapie		innerhalb eines Monats	ungen gemeldet	treffend
Tutar et al., 2020	Randomisiert in drei Gruppen	TENS an einem oder beiden Ohren	Placebo (keine elektrische oder akustische Stimulation)	10 Sitzungen innerhalb eines Monats	Keine Änderungen gemeldet	Nichtzutreffend
Van der Wal et al., 2020	Frühstartgruppe vs. Spätstartgruppe	Orofaciale Physiotherapie (u.a. Muskelmassage, Übungen)	Verzögerte Behandlung nach 9 Wochen	Bis zu 18 Sitzungen über einen Zeitraum von 9 Wochen	Keine Änderungen gemeldet	Nichtzutreffend
Zhe Yu et al., 2024	Zufällige Zuweisung	Physiotherapie: Muskeltraining, Dehnung, Mobilisation	Keine spezifische Behandlung	Einzeltherapiesitzungen à 60 Minuten, täglich für 7 Tage	Keine Änderungen gemeldet	Nichtzutreffend

4.5 Ergebnismessverfahren

Die nachfolgende Tab 9 zeigt die primären Outcome-Maße (4.5.1), die sekundären Outcome-Maße (4.5.2) sowie die verwendeten Messinstrumente, einschließlich Tests und Fragebögen (4.5.3):

Tab 9: Ergebnismessverfahren der eingeschlossenen Studien (eigene Darstellung 2024)

Studie	Primäre Outcome-Maße	Sekundäre Outcome-Maße	Messinstrumente (Tests, Fragebögen)
Atan et al., 2020	Tinnitus-Schweregrad (VAS)	Tinnitus-Handicap-Inventar (THI), Nackenschmerz-VAS, Nackenbehinderungsindex (NDI)	VAS, THI, NDI
Aydoğan et al., 2022	Tinnitus-Schweregrad	VAS-Lautstärke und -Belästigung, THI (Subskalen: funktional, emotional, katastrophal), SF-36	VAS, THI, SF-36
Delgado de la Serna et al., 2020	CMD-Schmerzen (NPRS), Tinnitus-Schweregrad (VAS)	THI, CF-PDI, SF-12, BDI-II, PPT, Bewegungsumfang des Unterkiefers	NPRS, VAS, THI, CF-PDI, SF-12, BDI-II, Druckalgometer
Eladl et al., 2022	Tinnitus-Intensität (VAS)	THI, zervikaler ROM (Flexion, Extension, Lateralflexion, Rotation)	VAS, THI, ROM-Messgerät

Fobbe et al., 2022	Veränderung des Tinnitus-Handicap-Inventars (THI), Dizziness Handicap Inventory (DHI)	Veränderung des Muskeltonus	THI, DHI, Druckschmerzmessung, CROM-Gerät (Beweglichkeitsmessung der HWS)
Michiels et al., 2016	Veränderung des Tinnitus Functional Index (TFI)	Veränderung des Neck Bournemouth Questionnaire (NBQ) und Global Perceived Effect (GPE)	TFI, NBQ, GPE
Plaza-Monzano et al., 2020	Tinnitus-Schweregrad (VAS), Tinnitus-Handicap (THI)	Druckschmerzschwellen (PPT), Lebensqualität (SF-12), Depressionswerte (BDI-II), Bewegungsumfang des Unterkiefers	VAS, THI, PPT, SF-12, BDI-II, Plastiklineal
Tutar et al., 2020	Veränderung im Tinnitus Handicap Index (THI)	Veränderung in Depression, Angst und Stress (DASS)	Türkische Version des THI, Depression Anxiety Stress Scales (DASS)
Van der Wal et al., 2020	Tinnitus Questionnaire (TQ)	Tinnitus Functional Index (TFI)	TQ, TFI
Zhe Yu et al., 2024	VAS (Schmerz), THI (Tinnitus-Beeinträchtigung), NPRS (Schmerzbewertung)	HCFA (Geschichte und charakteristische Funktionsaktivität)	THI, VAS, NPRS, HCFA

5 Ergebnisse

5.1 Ergebnisse der PEDro-Skala

Die nachfolgende Tab 10 liefert eine Übersicht über die eingeschlossenen Studien auf der PEDro-Skala

Tab 10: Die PEDro- Kriterien der eingeschlossenen Studien (eigene Darstellung 2024)

	Erstautor	1	2	3	4	5	6	7	8	9	10	11	Summe
1	Atan 2020	x	x	x	x	x	-	x	x	x	x	x	9
2	Aydoğan 2022	x	x	x	x	-	-	-	x	x	x	x	7
3	Delgado 2020	x	x	x	x	-	-	x	x	x	x	x	8
4	Eladl 2022	x	x	x	x	x	-	x	x	x	x	x	9
5	Fobbe 2022	x	x	x	x	-	x	-	x	x	x	x	8
6	Michiels 2016	x	x	x	x	-	x	x	x	x	x	x	9
7	Plaza-Manzano 2020	x	x	x	x	-	-	-	x	x	x	x	7
8	Tutar 2020	x	x	x	x	x	-	x	x	x	x	x	9
9	Van der Wal 2020	x	x	x	x	-	x	-	x	x	x	x	8
10	Zhi Yu 2024	x	x	x	x	-	-	x	x	x	x	x	8

PEDro-Kriterien: 1. Die Ein- und Ausschlusskriterien wurden spezifiziert **2**. Randomisierte Zuordnung der Probanden und Probandinnen **3**.Verdeckte Zuordnung der Gruppen **4**. Zu Beginn der Studie waren die Gruppen bzgl. der wichtigsten prognostischen Indikatoren einander ähnlich **5.** Blindung: Probanden und Probandinnen **6.** Blindung: Therapeuten und Therapeutinnen **7.** Blindung: Untersucher und Untersucherinnen **8.** Von mehr als 85% der ursprünglich den Gruppen zugeordneten Proband*innen wurde zumindest ein zentraler Outcome gemessen **9.** Alle Probanden und Probandinnen, für die

Ergebnismessungen zur Verfügung standen, haben die Behandlung oder Kontrollanwendung bekommen wie zugeordnet oder es wurden, wenn dies nicht der Fall war, Daten für zumindest ein zentraler Outcome durch eine ,intention to treat' Methode analysiert **10.** Für mindestens ein zentraler Outcome wurden die Ergebnisse statistischer Gruppenvergleiche berichtet **11.** Die Studie berichtet sowohl Punkt- als auch Streuungsmaße für zumindest ein zentraler Outcome

5.2 CONSORT 2010-Checkliste

Die vollständig ausgefüllten CONSORT- 2010- Checklisten der Zehn eingeschlossenen Studien sind im Anhang ab Seite 117 zu finden.

5.3 Ergebnisse der Risk of Bias- Bewertung

5.3.1 Risk of Bias: Gesamtübersicht (Abbildung)

Die nachfolgende Abb 3 zeigt eine Übersicht der möglichen "Risk of Bias" der eingeschlossenen Studien, basierend auf dem Cochrane Risk of Bias Tool (RoB1):

52Ta11

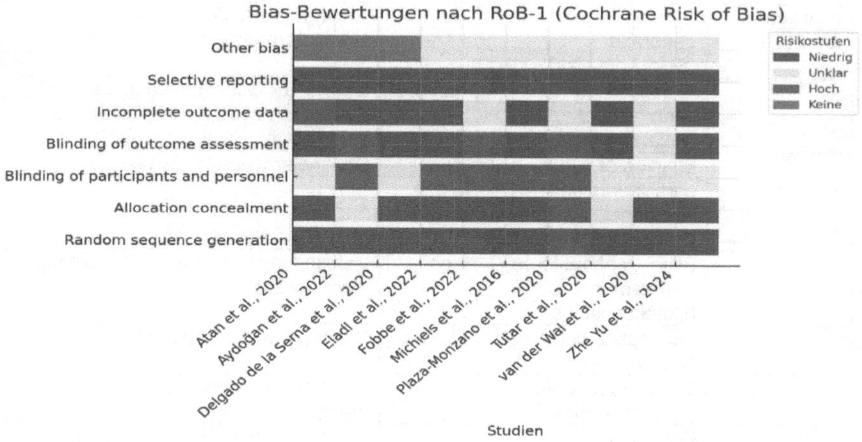

Abb 3: Risk of Bias- Gesamtübersicht nach Cochrane RoB1 (eigene Darstellung 2024)

5.3.2 Risk of Bias: Übersicht der Einzelstudien

Die nachfolgende Tab 11 zeigt eine Übersicht über mögliche "Risk of Bias" der eingeschlossenen Studien basierend auf dem Cochrane Risk of Bias Tool (RoB1):

Tab 11: Risk of Bias der eingeschlossenen Studien (eigene Darstellung 2024)

Studie	**Kategorie**	**Risiko**	**Begründung**
Atan et al., 2020	Random sequence generation (Selektionsbias)	Gering	Randomisierung durch Computer und Geheimhaltung durch versiegelte Umschläge.
	Allocation concealment (Selektionsbias)	Gering	Geheimhaltung der Zuteilung durch verschlossene Umschläge gewährleistet.
	Blinding of participants and personnel (Performance Bias)	Moderat	Verblindung der Teilnehmer, Behandler waren nicht verblindet.
	Blinding of outcome assessment (Detektionsbias)	Gering	Verblindung der Ergebnisbewerter sichergestellt.
	Incomplete outcome data (Attritionsbias)	Moderat	7 Teilnehmer schieden aus, Gründe wurden angegeben.
	Selective reporting (Reporting Bias)	Gering	Alle geplanten Endpunkte wurden berichtet.
	Other bias	Keine	Keine weiteren systematischen Verzerrungen identifiziert.
Studie	Kategorie	Risiko	Begründung
Aydoğan et al., 2022	Random sequence generation (Selektionsbias)	Gering	Randomisierte Zuordnung durch Computerprogramm sichergestellt.
	Allocation concealment (Selektionsbias)	Moderat	Details zur Geheimhaltung der Zuweisung wurden nicht eindeutig angegeben.
	Blinding of participants and personnel (Performance Bias)	Hoch	Behandler waren nicht verblindet.
	Blinding of outcome assessment (Detektionsbias)	Hoch	Verblindung der Ergebnisbewertung nicht erwähnt.
	Incomplete outcome data (Attritionsbias)	Gering	Keine gemeldeten Ausfälle.
	Selective reporting (Reporting Bias)	Gering	Ergebnisse wurden vollständig und transparent berichtet.
	Other bias	Keine	Keine weiteren Verzerrungsquellen identifiziert.
Studie	Kategorie	Risiko	Begründung

Delgado de la Serna et al., 2020	Random sequence generation (Selektionsbias)	Gering	Randomisierte Zuordnung mit verdeckten Umschlägen sichergestellt.
	Allocation concealment (Selektionsbias)	Gering	Verdeckte Zuordnung gewährleistet.
	Blinding of participants and personnel (Performance Bias)	Moderat	Patienten möglicherweise nicht komplett verblindet; Behandler waren nicht verblindet.
	Blinding of outcome assessment (Detektionsbias)	Gering	Ergebnisbewertung durch verblindeten Gutachter durchgeführt.
	Incomplete outcome data (Attritionsbias)	Gering	Keine Ausfälle gemeldet.
	Selective reporting (Reporting Bias)	Gering	Ergebnisse wurden vollständig und transparent berichtet.
	Other bias	Keine	Keine weiteren systematischen Verzerrungen identifiziert.
Autor	Bias-Kategorie	Risiko	Begründung
Eladl et al., 2022	Random sequence generation (Selektionsbias)	Gering	Zufällige Zuteilung erfolgte durch computergenerierte Blockrandomisierung mit verdeckter Zuordnung.
	Allocation concealment (Selektionsbias)	Gering	Verdeckte Zuordnung gewährleistet.
	Blinding of participants and personnel (Performance Bias)	Hoch	Behandler waren nicht verblindet, was mögliche Unterschiede in der Intervention zulässt.
	Blinding of outcome assessment (Detektionsbias)	Gering	Ergebnisbewertung war verblindet, wodurch das Risiko von Bewertungsverzerrungen minimiert wurde.
	Incomplete outcome data (Attritionsbias)	Gering	Alle Teilnehmer wurden bis zum Studienende analysiert; keine berichteten Ausfälle.
	Selective reporting (Reporting Bias)	Gering	Alle definierten Endpunkte wurden vollständig und transparent berichtet.
	Other bias	Mittel	Kein langfristiger Follow-up-Zeitraum; potenzielle geschlechtsspezifische Unterschiede wurden nicht analysiert.
Autor	Bias-Kategorie	Risiko	Begründung
Fobbe et al., 2022	Random sequence generation (Selektionsbias)	Gering	Randomisierte Zuweisung durch blickdichte Umschläge sichergestellt.
	Allocation concealment (Selektionsbias)	Gering	Gruppenzuweisung verdeckt und zufällig durch Umschläge organisiert.

	Blinding of participants and personnel (Performance Bias)	Hoch	Teilnehmer waren nicht verblindet, wodurch potenzielle Beeinflussung der Ergebnisse möglich ist.
	Blinding of outcome assessment (Detektionsbias)	Hoch	Untersucher war nicht verblindet, was das Risiko einer subjektiven Bewertung erhöht.
	Incomplete outcome data (Attritionsbias)	Moderat	Dropouts durch Pandemie erklärt, aber potenzieller Einfluss auf Studienergebnisse nicht ausgeschlossen.
	Selective reporting (Reporting Bias)	Gering	Vollständige Berichterstattung der Ergebnisse.
	Other bias	Mittel	Keine vollständige Verblindung und Möglichkeit eines Placeboeffekts.
Autor	Bias-Kategorie	Risiko	Begründung
Michiels et al., 2016	Random sequence generation (Selektionsbias)	Gering	Randomisierte Zuordnung mit verdeckter Randomisierungsliste.
	Allocation concealment (Selektionsbias)	Gering	Verdeckte Gruppenzuweisung durch verschlüsselte Randomisierungsliste gewährleistet.
	Blinding of participants and personnel (Performance Bias)	Hoch	Teilnehmer wussten über Gruppenzugehörigkeit Bescheid.
	Blinding of outcome assessment (Detektionsbias)	Gering	Verblindung der Therapeuten und des Untersuchers sichergestellt.
	Incomplete outcome data (Attritionsbias)	Gering	Zwei Dropouts, jedoch gut dokumentiert.
	Selective reporting (Reporting Bias)	Gering	Vollständige Berichterstattung aller Ergebnisse.
	Other bias	Mittel	Möglichkeit eines Placeboeffekts aufgrund fehlender Kontrollgruppe ohne aktive Behandlung.
Autor	Bias-Kategorie	Risiko	Begründung
Plaza-Monzano et al., 2020	Random sequence generation (Selektionsbias)	Hoch	Mangelnde Angaben zur Randomisierung und verdeckten Zuweisung.
	Allocation concealment (Selektionsbias)	Hoch	Fehlende transparente Darstellung der Zuweisungsverfahren.
	Blinding of participants and personnel (Performance Bias)	Hoch	Keine Verblindung der Behandler.
	Blinding of outcome assessment (Detektionsbias)	Hoch	Keine Verblindung der Untersucher.
	Incomplete outcome data (Attritionsbias)	Moderat	Dropout-Raten und Gründe wurden nicht vollständig berichtet.

	Selective reporting (Reporting Bias)	Niedrig	Alle vordefinierten Endpunkte wurden berichtet.
	Other bias	Moderat	Mögliche Verzerrungen durch unzureichende Stichprobengröße und fehlende Verblindung der Randomisierung.
Autor	Bias-Kategorie	Risiko	Begründung
Tutar et al., 2020	Random sequence generation (Selektionsbias)	Niedrig	Randomisierung erfolgte mittels computergenerierten Programms.
	Allocation concealment (Selektionsbias)	Moderat	Keine ausreichende Dokumentation zur Verblindung der Gruppenzuweisung vorhanden.
	Blinding of participants and personnel (Performance Bias)	Moderat	Keine Verblindung der Behandler.
	Blinding of outcome assessment (Detektionsbias)	Niedrig	Teilnehmer waren verblindet, und die Ergebnisse wurden einheitlich gemessen.
	Incomplete outcome data (Attritionsbias)	Niedrig	Keine Dropouts gemeldet.
	Selective reporting (Reporting Bias)	Niedrig	Alle vordefinierten Endpunkte wurden berichtet.
	Other bias	Moderat	Methodische Einschränkungen und potenzielle Einflussnahme durch Placebo-Effekte nicht ausgeschlossen.
Autor	Bias-Kategorie	Risiko	Begründung
van der Wal et al., 2020	Random sequence generation (Selektionsbias)	Niedrig	Blockrandomisierung mit variablen Blocklängen und verdeckter Randomisierungsliste durch einen unabhängigen Bewerter.
	Allocation concealment (Selektionsbias)	Niedrig	Verdeckte Zuordnung mit einem unabhängigen Bewerter sichergestellt.
	Blinding of participants and personnel (Performance Bias)	Moderat	Behandler waren verblindet, jedoch nichts über Verblindung der Teilnehmer erwähnt.
	Blinding of outcome assessment (Detektionsbias)	Moderat	Unklar, ob die Ergebnisbewertungen durch verblindete Prüfer erfolgte.
	Incomplete outcome data (Attritionsbias)	Moderat	Dropout-Rate von 5 Teilnehmern, jedoch mit klarer Begründung dokumentiert.
	Selective reporting (Reporting Bias)	Niedrig	Alle vorab spezifizierten Endpunkte wurden berichtet.
	Other bias	Moderat	Mögliche Verzerrungen durch fehlende Vergleichsgruppe für Placebo-Effekte und Rekrutierung aus tertiärer Versorgung.
Autor	Bias-Kategorie	Risiko	Begründung

Zhe Yu et al., 2024	Random sequence generation (Selektionsbias)	Niedrig	Randomisierte Zuweisung der Teilnehmer unter Verwendung eines computergenerierten Programms.
	Allocation concealment (Selektionsbias)	Niedrig	Allocation concealment durch verdeckte Zuweisung gewährleistet.
	Blinding of participants and personnel (Performance Bias)	Moderat	Keine Doppelverblindung, Probanden waren nicht verblindet, Therapeuten jedoch verblindet.
	Blinding of outcome assessment (Detektionsbias)	Niedrig	Ergebnisse wurden durch verblindete Bewertende analysiert.
	Incomplete outcome data (Attritionsbias)	Niedrig	Dropout-Rate unter 10 %, detaillierte Angaben zu den Gründen für den Ausschluss von Teilnehmern vorhanden.
	Selective reporting (Reporting Bias)	Niedrig	Alle vorab registrierten Endpunkte wurden in der Studie berichtet.
	Other bias	Moderat	Mögliches Bias durch kleine Stichprobengröße und kurze Nachbeobachtungszeit.

5.4 Limitationen der eingeschlossenen RCTs

Die nachfolgende Tab 12 zeigt die Limitationen der eingeschlossenen Studien:

Tab 12: Limitationen der eingeschlossenen Studien (eigene Darstellung 2024)

Studie	Limitation	Details
Atan et al., 2020	Kleine Stichprobengröße	Nur 30 Patienten, was die Generalisierbarkeit einschränkt.
	Kurze Nachbeobachtungszeit	Nur 4 Wochen Nachbeobachtung.
	Spezifische Patientenauswahl	Nur Patienten mit somatosensorischem Tinnitus und Nackenbeschwerden eingeschlossen.
	Keine Langzeitwirkungen untersucht	Langzeiteffekte der Intervention nicht bewertet.
Aydoğan et al., 2022	Keine Verblindung der Behandler	Einführung von Performance-Bias möglich.
	Verblindung der Ergebnisbewertung unklar	Potenzielle Verzerrung bei der Ergebniserhebung.
	Kurze Nachbeobachtungszeit	Langfristige Effekte der TENS-Therapie nicht untersucht.
	Heterogene Teilnehmercharakteristika	Unterschiedliche Ausgangsbedingungen könnten Ergebnisse beeinflussen.
Delgado de La Serna et al., 2020	Keine Kontrollgruppe ohne Intervention	Natürlicher Verlauf der Erkrankung nicht berücksichtigt.

	Potenzieller Placeboeffekt nicht untersucht	Keine Schein-Therapie-Gruppe vorhanden.
	Keine objektive Diagnosemethode für Tinnitus	Diagnosen basieren ausschließlich auf Selbstberichten.
	Erwartungen der Patienten	Mögliche Beeinflussung der Ergebnisse durch Erwartungen bezüglich manueller Therapie.
Eladl et al., 2022	Kurze Nachbeobachtungszeit	Nur 8 Wochen Nachbeobachtungszeit, keine Langzeitergebnisse verfügbar.
	Fehlende Verblindung	Untersucher waren nicht verblindet, potenzieller Bias.
	Eingeschränkte Population	Nur Patienten im Alter von 45 bis 55 Jahren, eingeschränkte Generalisierbarkeit.
	Subjektive Messinstrumente	Primäre Ergebnisse basieren auf Selbstauskunft (VAS, THI).
	Einzelne Behandlungszentren	Daten aus einem Zentrum (Cairo University), reduzierte Übertragbarkeit.
	Keine Placebo-Kontrolle	Kontrollgruppe erhielt keine Placebo-Intervention.
Fobbe et al., 2022	Fehlende Placebo-Kontrollgruppe	Kein Vergleich mit Placebo oder alternativer Therapie.
	Teilweise fehlende Verblindung	Teilnehmer und Untersucher nicht verblindet, potenzieller Bias.
	Variabilität der Techniken	Unterschiedliche manuelle Techniken durch Therapeuten.
	Dropouts durch Pandemie	SARS-CoV-2-Infektionsängste, potenzieller Einfluss auf Ergebnisse.
	Subjektive Endpunkte	Ergebnisse basieren auf Selbstauskunft der Teilnehmer (THI, DHI).
Michiels et al., 2016	Keine Placebo-Kontrollgruppe	Vergleich mit Kontrollgruppe ohne Intervention fehlt.
	Begrenzte Stichprobengröße	Nur 38 Teilnehmer, Ergebnisse müssen bestätigt werden.
	Kurze Nachbeobachtungszeit	Effektivität über längere Zeiträume unklar.
	Keine vollständige Verblindung der Teilnehmer	Teilnehmer wussten über Gruppenzugehörigkeit Bescheid.
	Variabilität in der Behandlung	Therapeuten konnten Techniken individuell anpassen, Heterogenität in Intervention.
Plaza-Monzano et al., 2020	Fehlen einer Verblindung	Teilnehmer, Therapeuten und Untersucher nicht verblindet.
	Potentieller Auswahlbias	Keine Details zur verdeckten Zuweisung der Teilnehmer.
	Generalisierbarkeit	Ergebnisse nicht übertragbar auf andere Populationen.
	Eingeschränkte Langzeitdaten	Keine Follow-up-Daten oder Langzeitergebnisse berichtet.
	Kleine Stichprobengröße	Nur 61 Teilnehmer, eingeschränkte Aussagekraft.

Tutar et al., 2020	Keine Langzeitdaten	Langzeitwirkung von TENS nicht untersucht.
	Fehlen einer Doppelverblindung	Teilnehmer verblindet, Behandler nicht.
	Eingeschränkte Generalisierbarkeit	Ergebnisse möglicherweise nicht übertragbar.
	Kleine Stichprobengröße	Nur 60 Teilnehmer, eingeschränkte Aussagekraft.
Van der Wal et al., 2020	Verzögertes Behandlungsdesign	Vergleich der Gruppen nur in Woche 9 möglich, unterschätzte Wirkung der Behandlung.
	Keine Vergleichsbehandlung	Placeboeffekte nicht ausgeschlossen.
	Rekrutierung aus tertiärer Versorgung	Ergebnisse eventuell nicht übertragbar auf Primärversorgung.
	Fehlende Doppelverblindung	Potenzieller Performance-Bias durch fehlende Verblindung der Probanden und Behandler.
	Keine Stratifizierung nach Tinnitus-Schwergrad	Ergebnisse könnten durch Unterschiede im Tinnitus-Schwergrad zu Beginn beeinflusst sein.
Zhe Yu et al., 2024	Kleine Stichprobengröße	Nur 43 Teilnehmer, reduzierte Generalisierbarkeit.
	Follow-up-Daten	Keine Follow-up-Daten für Spätstartgruppe.
	Keine Placebo-Kontrollgruppe	Placebo-Effekte nicht ausgeschlossen.
	Mangel an Langzeitbeobachtung	Langzeitwirkungen über 12 Wochen hinaus nicht untersucht.
	Verblindung	Potenzieller Bias durch fehlende Verblindung der Probanden.

5.5 Studienergebnisse

5.5.1 Gesamtübersicht der Studienergebnisse

In den nachfolgenden Tab 13 bis 19 werden die für die Masterarbeit relevanten primären und sekundären Outcomes aller zehn RCTs dargestellt.

Tab 13: Tinnitus-Schweregrad (VAS), (eigene Darstellung 2024)

Autoren	**Gruppe**	**Ausgangswert (Mittelwert ± SD)**	**Endwert (Mittelwert ± SD)**	**Differenz (Endwert - Ausgangswert)**	**p-Wert**
Atan et al.	KT-Gruppe	7,47 ± 1,24	5,07 ± 1,33	-2,40	<0,001
	ST-Gruppe	7,13 ± 2,26	6,58 ± 1,88	-0,55	0,108

Aydoğan et al.	TENS-Gruppe	6,34 ± 1,89	3,34 ± 2,36	-3,00	0,001
	Kontrollgruppe	6,04 ± 2,09	6,00 ± 1,40	-0,04	0,800
Delgado et al.	Bewegung + Bildung	6,70 ± 1,20	5,80 ± 1,20	-0,90	<0,001
	Bewegung + Bildung + Manuelle Therapie	6,80 ± 1,20	4,70 ± 1,90	-2,10	<0,001
Eladl et al.	Gruppe A	7,44 ± 0,69	3,60 ± 0,82	-3,84	0,001
	Gruppe B	7,25 ± 0,71	5,65 ± 1,13	-1,60	0,001
Plaza-Monzano et al.	Bewegung + Schulung	6,80 ± 1,50	5,20 ± 1,30	-1,60	0,002
	Bewegung + Schulung + Manuelle Therapie	6,70 ± 1,40	3,10 ± 1,20	-3,60	0,002
Tutar et al.	Gruppe A	6,80 ± 1,50	5,15 ± 1,30	-1,65	0,001
	Gruppe B	6,90 ± 1,40	4,35 ± 1,20	-2,55	0,001
	Gruppe C	6,70 ± 1,60	6,45 ± 1,70	-0,25	0,05
van der Wal et al.	Frühstartgruppe	50 ± 30	46 ± 28	-4	0,042
	Spätstartgruppe	49 ± 25	48 ± 26	-1	0,721
Zhe Yu et al.	Sofortstartgruppe	3,95 ± 1,93	2,40 ± 1,00	-1,55	0,005
	Spätstartgruppe	4,22 ± 1,95	3,95 ± 1,90	-0,27	0,342

Tab 14: Tinnitus-Handicap-Index (THI), (eigene Darstellung 2024)

Autoren	**Gruppe**	**Ausgangswert (Mittelwert ± SD)**	**Endwert (Mittelwert ± SD)**	**Differenz (Endwert - Ausgangswert)**	**p-Wert**
Atan et al.	KT-Gruppe	65,73 ± 10,84	52,67 ± 13,02	-13,06	0,001
	ST-Gruppe	61,06 ± 17,72	59,33 ± 17,80	-1,73	0,500
Aydoğan et al.	TENS-Gruppe	38,78 ± 23,50	22,69 ± 18,83	-16,09	0,001
	Kontrollgruppe	50,15 ± 13,45	48,35 ± 23,79	-1,80	0,600
Delgado et al.	Bewegung + Bildung	34,20 ± 11,90	28,30 ± 11,80	-5,90	<0,001
	Bewegung + Bildung + Manuelle Therapie	36,10 ± 9,50	14,40 ± 7,30	-21,70	<0,001
Eladl et al.	Gruppe A	46,30 ± 7,61	31,05 ± 4,43	-15,25	0,001
	Gruppe B	45,90 ± 8,23	36,40 ± 5,40	-9,50	0,001
Fobbe et al.	Interventionsgruppe	43,00 ± 19,00	22,30 ± 21,72	-20,70	<0,001
	Kontrollgruppe	45,60 ± 21,72	41,60 ± 21,72	-4,00	0,423
Michiels et al.	Sofortstartgruppe	50,00 ± 23,00	33,10 ± 20,00	-16,90	0,001
	Verzögerungsstartgruppe	51,00 ± 18,00	49,00 ± 18,00	-2,00	0,055
Plaza-Monzano et al.	Bewegung + Schulung	45,30 ± 12,10	37,40 ± 10,60	-7,90	<0,001
	Bewegung + Schulung + Manuelle Therapie	46,00 ± 12,80	30,20 ± 12,00	-15,80	<0,001

Tutar et al.	Gruppe A	37,80 ± 20,70	10,20 ± 8,90	-27,60	0,001
	Gruppe B	35,10 ± 21,10	8,60 ± 4,90	-26,50	0,001
	Gruppe C	37,90 ± 21,00	28,70 ± 15,00	-9,30	0,001

Tab 15: Numerische Schmerzbewertungsskala (NRPS), (eigene Darstellung 2024)

Autoren	**Gruppe**	**Ausgangswert (Mittelwert ± SD)**	**Endwert (Mittelwert ± SD)**	**Differenz (Endwert - Ausgangswert)**	**p-Wert**
Delgado et al.	Bewegung + Bildung	5,20 ± 1,70	3,60 ± 1,50	-1,60	<0,001
	Bewegung + Bildung + Manuelle Therapie	5,20 ± 2,20	2,20 ± 1,50	-3,00	<0,001
Zhe Yu et al.	Sofortstartgruppe	3,84 ± 2,00	2,55 ± 0,89	-1,29	0,025
	Verzögerungsstartgruppe	4,13 ± 2,07	3,50 ± 1,91	-0,63	0,308

Tab 16: Neck Bournemouth Questionnaire (NBQ), (eigene Darstellung 2024)

Autoren	**Gruppe**	**Ausgangswert (Mittelwert ± SD)**	**Endwert (Mittelwert ± SD)**	**Differenz (Endwert - Ausgangswert)**	**p-Wert**
Michiels et al.	Sofortstartgruppe	37,00 ± 10,00	18,68 ± 12,00	-18,32	<0,001
	Verzögerungsstartgruppe	32,00 ± 12,00	25,62 ± 15,00	-6,38	0,041

Tab 17: Nackenbehinderungsindex (NDI), (eigene Darstellung 2024)

Autoren	**Gruppe**	**Ausgangswert (Mittelwert ± SD)**	**Endwert (Mittelwert ± SD)**	**Differenz (Endwert - Ausgangswert)**	**p-Wert**
Atan et al.	KT-Gruppe	19,53 ± 6,62	12,80 ± 5,08	-6,73	0,001
	ST-Gruppe	23,47 ± 5,33	23,47 ± 5,46	0,00	0,500
Delgado et al.	Bewegung + Bildung	19,00 ± 5,00	15,00 ± 4,00	-4,00	0,002
	Bewegung + Bildung + Manuelle Therapie	18,00 ± 6,00	10,00 ± 3,00	-8,00	<0,001

Tab 18: Tinnitus-Funktionsindex (TFI), (eigene Darstellung 2024)

Autoren	**Gruppe**	**Ausgangswert (Mittelwert ± SD)**	**Endwert (Mittelwert ± SD)**	**Differenz (Endwert - Ausgangswert)**	**p-Wert**
Michiels et al.	Sofortstartgruppe	50,00 ± 23,00	33,10 ± 20,00	-16,90	0,001
	Verzögerungsstartgruppe	51,00 ± 18,00	49,00 ± 18,00	-2,00	0,055
van der Wal et al.	Frühstartgruppe	55,00 ± 17,00	39,00 ± 14,00	-16,00	0,042
	Spätstartgruppe	48,00 ± 15,00	36,00 ± 13,00	-12,00	0,721

Tab 19: Tinnitus-Fragebogen (TQ), (eigene Darstellung 2024)

Autoren	**Gruppe**	**Ausgangswert (Mittelwert ± SD)**	**Endwert (Mittelwert ± SD)**	**Differenz (Endwert - Ausgangswert)**	**p-Wert**
van der Wal et al.	Frühstartgruppe	37,00 ± 16,00	31,00 ± 14,00	-6,00	0,042
	Spätstartgruppe	34,00 ± 15,00	30,00 ± 14,00	-4,00	0,099

5.5.2 Ergebnisse der Einzelstudien

Zur Übersicht und Transparenz werden die Ergebnisse der zehn ausgewählten RCTs, einschließlich der demografischen Merkmale der Teilnehmer*innen sowie aller primären und sekundären Outcomes, ausführlich im Anhang dargestellt. Die entsprechenden Informationen sind in den Tabellen 30 bis 62 ab Seite 142 zu finden.

6 Diskussion

6.1 Diskussion der Ergebnisse

Die primäre Forschungsfrage dieser Arbeit befasst sich mit der Wirksamkeit physiotherapeutischer Maßnahmen bei der Behandlung von Tinnitus, der mit CMD oder der oberen HWS assoziiert ist. Zur Beantwortung wurden zehn RCTs ausgewählt, die verschiedene Therapieansätze in randomisierten Gruppen untersuchten, um die Effektivität physiotherapeutischer Interventionen zu bewerten.

Zu den untersuchten Maßnahmen zählen:

□ Physiotherapeutische Übungen/Übungsprogramme, Bewegung

□ Manuelle Therapie, zervikomandibuläre manuelle Therapie

□ TENS (Transkutane Elektrische Nervenstimulation)

□ PBMT (Photobiomodulationstherapie)

□ Kinesio-Taping, Schein-Taping

□ Placebo-Interventionen

□ Orofaziale Physiotherapie

□ Multimodale zervikale Physiotherapie

□ Muskeltraining

□ Triggerpunkt -Therapie und Dehnungen

□ Bildung/Aufklärung/Education

Die Ergebnisse zeigen, dass physiotherapeutische Interventionen, insbesondere in Kombination mit anderen Behandlungsmodalitäten, bei Patient*innen mit CMD- oder HWS-assoziiertem Tinnitus signifikante Verbesserungen bewirken können.

Die RCT von **Delgado et al. (2020)** untersuchte 61 Patient*innen mit CMD-assoziiertem Tinnitus, die in zwei Gruppen randomisiert wurden:

□ KT-Gruppe (Kontrollgruppe): Physiotherapie bestehend aus Übungen und Aufklärung/Bildung.

□ ST-Gruppe: Physiotherapie wie in der KT-Gruppe, ergänzt durch zerviko-mandibuläre manuelle Therapie.

Beide Gruppen erhielten über einen Zeitraum von einem Monat sechs Sitzungen. Nach einem Follow-up von sechs Monaten zeigten die Ergebnisse deutliche Unterschiede:

□ Die Tinnitus-Schwere (VAS) sank in der ST-Gruppe von 6,8 auf 2,8 Punkte, während in der KT-Gruppe nur eine Reduktion auf 4,7 Punkte erreicht wurde.

□ Der THI-Score reduzierte sich in der ST-Gruppe signifikant um 21,7 Punkte, im Vergleich zu lediglich 5,9 Punkten in der KT-Gruppe.

Diese Ergebnisse verdeutlichen, dass die zusätzliche manuelle Therapie die Effektivität des multimodalen Ansatzes deutlich steigert und eine wichtige Ergänzung zur Standard-Physiotherapie darstellt.

Die RCT von **Eladl et al. (2022)** untersuchte insgesamt 52 Patient*innen mit CST, die in zwei Gruppen randomisiert wurden:

□ PBMT-Gruppe: 26 Patient*innen, die nur PBMT erhielten.

□ PBMT+Physiotherapie-Gruppe: 26 Patient*innen, die PBMT kombiniert mit einem überwachten physiotherapeutischen Übungsprogramm erhielten.

Die Ergebnisse zeigten, dass die PBMT+Physiotherapie-Gruppe signifikant größere Verbesserungen erzielte:

□ THI-Score: Reduktion um 20,5 Punkte gegenüber 12,3 Punkten in der PBMT-Gruppe.

□ VAS-Schmerzintensität: Abnahme um 3,7 Punkte gegenüber 2,1 Punkten in der PBMT-Gruppe.

□ Halsbewegungsumfang (ROM): Zunahme um 15° gegenüber 8° in der PBMT-Gruppe.

Diese Ergebnisse verdeutlichen, dass die Kombination aus PBMT und Physiotherapie bei CST wirksamer ist als PBMT allein und multimodale Ansätze bevorzugt werden sollten.

Die RCT von **Fobbe et al. (2022)** untersuchte 54 Patient*innen mit CST und Schwindelsymptomatik, die in zwei Gruppen randomisiert wurden:

□ Interventionsgruppe (IG): 27 Patient*innen erhielten manuelle Therapie.

□ Kontrollgruppe (KG): 27 Patient*innen ohne spezifische Intervention.

Ergebnisse:

□ THI-Werte: IG: Reduktion von 40,7 auf 22,3 ($\Delta = 18$, $p < 0{,}001$, $r = 0{,}47$); KG: nur geringe Veränderungen.

□ DHI-Werte: IG: Reduktion von 34,00 auf 12,77 ($\Delta = 21{,}23$, $p = 0{,}010$, $r = 0{,}49$); KG: keine signifikanten Veränderungen.

□ Hypertonus des M. splenius capitis rechts: IG: Rückgang von 34 auf 12 Patient*innen ($p < 0{,}001$, Phi = 0,562); KG: keine Veränderungen.

Diese Ergebnisse zeigen die Wirksamkeit der manuellen Therapie bei CST und Schwindelsymptomatik. Fobbe et al. heben die Notwendigkeit zukünftiger Studien hervor, um Langzeiteffekte und die Rolle spezifischer Muskeln weiter zu untersuchen.

Die RCT von **Michiels et al. (2016)** untersuchte 38 Patient*innen mit zervikogenem somatischem Tinnitus (CST), die in zwei Gruppen randomisiert wurden:

□ Sofortstart-Therapiegruppe: 19 Patient*innen erhielten sofort eine multimodale zervikale Physiotherapie (12 Sitzungen über 6 Wochen).

□ Retard-Therapiegruppe: 19 Patient*innen erhielten die gleiche Therapie nach einer 6-wöchigen Wartezeit.

Ergebnisse:

□ TFI-Reaktionen auf die Behandlung: Alle Patient*innen (n = 38) litten zu Studienbeginn an schwerem Tinnitus mit einem durchschnittlichen TFI-Score von 49 Punkten (SD: 21). Unmittelbar nach der Behandlung sank der TFI-Wert signifikant auf 44 Punkte (p = 0,04), stieg jedoch nach 6 Wochen Nachbeobachtung wieder auf 47 Punkte an.

□ NBQ-Werte: Der durchschnittliche NBQ-Wert sank von 33 Punkten (Baseline) auf 16 Punkte nach der Behandlung (p < 0,001) und stieg nach der Nachbeobachtung leicht auf 21 Punkte, blieb jedoch weiterhin signifikant verbessert (p = 0,001).

□ Wahrgenommene globale Wirkung (GPE): Nach 6 Wochen Ausgangsmessung berichteten 58 % der Patient*innen in der Sofortstartgruppe (11 von 19) über eine deutliche Verbesserung des Tinnitus, verglichen mit keiner Verbesserung in der Retardgruppe. Direkt nach der Behandlung erfuhren 53 % der gesamten Studienpopulation (20 von 38) eine signifikante Verbesserung des Tinnitus. Nach 6 Wochen Nachbeobachtung hielt dieser Effekt bei 24 % der Patient*innen (9 von 38) an.

Fazit: Die Ergebnisse zeigen, dass multimodale zervikale Physiotherapie bei allen Patient*innen mit schwerem Tinnitus kurzfristig signifikante Verbesserungen bewirken kann. Nach der Nachbeobachtungszeit hielt dieser Effekt bei knapp einem Viertel der Patient*innen an. Angesichts der Chronizität und Therapieresistenz der Beschwerden in der untersuchten tertiären Überweisungszentrumspopulation sind diese Erfolgsquoten als bemerkenswert einzustufen. Langfristige Effekte erfordern jedoch weitere Forschung.

Ähnlich wie bei der RCT von Michiels et al. (2016) kamen **Côté et al. (2019)** in ihrer Studie mit einem quasi-experimentellen Prä-Nachher-Design zu dem Ergebnis, dass ein multimodales Physiotherapieprogramm signifikante Verbesserungen bei Patient*innen mit somatosensorischem Tinnitus erzielen kann. Das 6-wöchige

Programm umfasste zervikale und thorakale Mobilisierungen, Muskelstärkung, Dehnung, Haltungsinstruktionen und Stabilisierung. Es nahmen 31 Erwachsene teil, die durchschnittlich 10 Behandlungen erhielten.

Ergebnisse:

□ THI-Reduktion: –15 Punkte ($p \leq 0{,}001$)

□ VAS-L (Tinnitus-Lautstärke): –13 Punkte ($p \leq 0{,}001$)

□ VAS-A (Tinnitus-Belästigung): –15 Punkte ($p \leq 0{,}001$)

□ VAS-C (Nackenschmerzen): –21 Punkte ($p \leq 0{,}001$)

□ NDI (zervikale Funktionsbeeinträchtigung): –9 Punkte ($p \leq 0{,}001$)

Von den 31 Teilnehmer*innen zeigten 14 Personen (45 %) eine signifikante Verbesserung des Tinnitus, die auch nach 3 Monaten Bestand hatte. Positive Indikatoren für den Therapieerfolg waren das Fehlen familiärer Tinnitus-Vorbelastung, kürzlich aufgetretener Tinnitus und somatosensorische Modulationen.

Fazit: Die Ergebnisse bestätigen die Wirksamkeit multimodaler physiotherapeutischer Ansätze bei Patient*innen mit somatosensorischem Tinnitus und ergänzen die Befunde von Michiels et al. (2016). Zukünftige Studien mit größeren Stichproben könnten helfen, die langfristige Effektivität und die prognostischen Indikatoren weiter zu validieren.

Die RCT von **van der Wal et al. (2020**) untersuchte die Wirkung einer multidisziplinären orofazialen Behandlung auf Patient*innen mit temporomandibulär bedingtem somatosensorischem Tinnitus. Die Patient*innen wurden in eine Frühstartgruppe (n = 40) und eine verzögerte Startgruppe (n = 40) randomisiert. Die Behandlung umfasste orofaziale Physiotherapie mit Fokus auf Muskelentspannung, Haltungsanpassung, Kieferübungen sowie ggf. Aufbissschienen.

Ergebnisse:

□ Tinnitus Functional Index (TFI): Frühstartgruppe: Reduktion um 13,8 Punkte nach Behandlung (p = 0,042). Verzögerte Startgruppe: Reduktion um 12,2 Punkte nach Behandlung.

Nachbeobachtung: Klinisch relevante Verbesserung bei 61 % der Patient*innen.

□ Tinnitus Questionnaire (TQ): Frühstartgruppe: 30 % der Patient*innen zeigten eine Abnahme des TQ-Scores um mindestens einen Grad, verglichen mit 2,8 % in der verzögerten Startgruppe (p = 0,006).

□ Langzeiteffekt: Beide Gruppen zeigten in der Nachbeobachtungszeit eine zusätzliche Verbesserung, was auf nachhaltige Effekte der Behandlung hinweist.

Fazit: Die Ergebnisse zeigen, dass eine multidisziplinäre, nicht-invasive orofaziale Behandlung den Schweregrad von TST signifikant reduzieren kann. Diese Studie unterstützt die Wirksamkeit von physiotherapeutischen Ansätzen bei temporomandibulär bedingtem Tinnitus und betont die Bedeutung multimodaler Therapien.

Die RCT von **Zhe Yu et al. (2024)** untersuchte die Wirksamkeit der Physiotherapie bei Patient*innen mit somatosensorischem Tinnitus, insbesondere bei schweren Fällen. Insgesamt wurden **80 Patient*innen** in eine Sofortstartgruppe (n = 40) und eine Kontrollgruppe (n = 40) randomisiert. Die Intervention bestand aus physiotherapeutischen Behandlungen, die auf die Kopf- und Nackenregion fokussiert waren.

Ergebnisse:

□ VAS-Werte (Tinnitus-Lautstärke): Ausgangswert (beide Gruppen): 6,5 ± 1,2 Punkte.Nach 1 Woche Behandlung: Sofortstartgruppe: Reduktion auf 3,8 ± 1,1 Punkte (Δ = −2,7, p < 0,01). Kontrollgruppe: Keine signifikante Veränderung (6,4 ± 1,3 Punkte).

□ Tinnitus Handicap Inventory (THI): Ausgangswert (beide Gruppen): 50 ± 12 Punkte. Nach 1 Woche Behandlung: Sofortstartgruppe: Reduktion auf 34 ± 10 Punkte ($\Delta = -16$, $p < 0{,}01$). Kontrollgruppe: Keine signifikante Veränderung (49 ± 13 Punkte).

□ Numerische Schmerzbewertungsskala (NPRS): Ausgangswert (beide Gruppen): 5,8 ± 1,0 Punkte. Nach 1 Woche Behandlung: Sofortstartgruppe: Reduktion auf 2,5 ± 0,9 Punkte ($\Delta = -3{,}3$, $p < 0{,}01$). Kontrollgruppe: Keine signifikante Veränderung (5,7 ± 1,1 Punkte).

□ Langzeiteffekte (nach 12 Wochen): 35 % der Patient*innen in der Sofortstartgruppe zeigten weiterhin stabile Verbesserungen in allen gemessenen Parametern (VAS, THI, NPRS).

Fazit: Die Ergebnisse zeigen, dass eine gezielte physiotherapeutische Behandlung der Kopf- und Nackenregion zu signifikanten und nachhaltigen Verbesserungen bei Patient*innen mit somatosensorischem Tinnitus führt.

Aydogan et al. (2022) und **Tutar et al. (2020)** führten randomisierte kontrollierte Studien durch, um die Wirksamkeit der transkutanen elektrischen Nervenstimulation (TENS) bei somatosensorischem Tinnitus zu untersuchen.

□ Studiendesign und Teilnehmer*innen:

Aydogan et al. (2022): Teilnehmer*innen: 46 (TENS-Gruppe: n = 23, Kontrollgruppe: n = 23). Intervention: TENS (20 Sitzungen über 4 Wochen) versus reine Aufklärung in der Kontrollgruppe.

Tutar et al. (2020): Teilnehmer*innen: 60, randomisiert in drei Gruppen: Unilaterale TENS-Stimulation: n = 20, Bilaterale TENS-Stimulation: n = 20 und Placebo: n = 20. Intervention: 10 Sitzungen über 1 Monat.

Ergebnisse:

□ THI:

Aydogan et al.: TENS-Gruppe: 38,78 ± 23,50 auf 22,69 ± 18,83 (Δ = −16,09, p = 0,001). Kontrollgruppe: Keine signifikante Veränderung.

Tutar et al.: Signifikant niedrigere THI-Werte in den TENS-Gruppen im Vergleich zur Placebogruppe (p < 0,05).

□ VAS (Tinnitus-Lautstärke):

Aydogan et al.: 6,34 ± 1,89 auf 3,34 ± 2,36 (Δ = −3,0, p = 0,001).

□ Lebensqualität:

Aydogan et al.: Verbesserte subjektive Lebensqualität in der TENS-Gruppe.

□ DASS (Depression-Anxiety-Stress-Scale):

Tutar et al.: Signifikante Verbesserungen in den TENS-Gruppen im Vergleich zur Placebogruppe (p < 0,05).

Fazit: Beide Studien bestätigen, dass TENS eine effektive, sichere und praktikable Methode ist, um: Den THI und VAS zu reduzieren und Lebensqualität und psychisches Wohlbefinden (DASS) zu verbessern. Diese Ergebnisse unterstreichen den Nutzen von TENS als vielversprechende Behandlungsoption für chronischen subjektiven Tinnitus.

Eine prospektive Studie von **Buergers et al. (2014)** untersuchte den Zusammenhang zwischen CMD und Tinnitus sowie die Wirksamkeit von Physiotherapie und Aufbissschienen bei Patient*innen mit CMD und Tinnitus.

Die Studie führte die Interventionen in 2 Gruppen durch: CMD-Gruppe (n = 91, 36,6 % mit Tinnitus) und Kontrollgruppe ohne CMD (n = 91, 4,4 % mit Tinnitus) verglichen wurden die Effekte von Physiotherapie und Aufbissschienen bei CMD-assoziiertem Tinnitus.

Ergebnisse: Tinnitusprävalenz: CMD: 36,6 % vs. Kontrollgruppe: 4,4 % (p < 0,001)

□ Tinnitus-Lokalisation: Bei einseitiger CMD trat Tinnitus stets auf der gleichen Seite auf.

□ Behandlungsergebnisse:

Physiotherapie: Verbesserung oder vollständige Remission bei 50 % der Patient*innen.

Aufbissschiene: Verbesserung oder vollständige Remission bei 33 % der Patient*innen

Schlüsse: Die Ergebnisse zeigen, dass Physiotherapie bei CMD-assoziiertem Tinnitus effektiver ist als Aufbissschienen und eine vielversprechende Behandlungsoption darstellt.

Eine placebokontrollierte Studie von **Campagna et al. (2021)** untersuchte die Wirksamkeit von Dry Needling (DN) bei Patient*innen mit chronischem somatosensorischem Tinnitus und myofaszialen Triggerpunkten (MTP). Die Placebogruppe bestand aus 8 Teilnehmer*innen, ebenso wie die Interventionsgruppe (DN-Gruppe).

DN-Gruppe: n = 8, vier wöchentliche Sitzungen, bei denen myofasziale Triggerpunkte mit DN gezielt behandelt wurden.

Placebogruppe: n = 8, Placebo-DN ohne tatsächliche Stimulation der Triggerpunkte.

Ergebnisse:

□ THI-Reduktion: DN-Gruppe: −10,75 Punkte (p = 0,024)

□ Emotionale Belastung: Signifikante Verbesserung (p = 0,011)

□ Placebo-Gruppe: Keine signifikanten Veränderungen

Fazit: Dry Needling zeigte signifikante Verbesserungen des Tinnitus-Handicaps und der emotionalen Belastung. Aufgrund der kleinen Stichprobe bleibt die Aussagekraft jedoch begrenzt, weshalb weitere groß angelegte Studien erforderlich sind.

6.2 Fazit der Diskussion

Die Ergebnisse der 10 analysierten RCTs bestätigen die in der primären Forschungsfrage gestellte Hypothese, dass Physiotherapie bei dem Tinnitus, der mit CMD und Störungen der oberen HWS assoziiert ist, wirksam ist. In diesen Studien wurden in randomisierten Gruppen verschiedene physiotherapeutische Maßnahmen durchgeführt und als Vergleichs- oder Zusatztherapie analysiert.

In der Literatur sind mehrere Studien unterschiedlicher Designs verfügbar, von denen die meisten mindestens eine Form der Physiotherapie mituntersucht haben und positive Ergebnisse erzielt haben. Die Ergebnisse der Studien von Côté, Campagna und Buergers stehen in Übereinstimmung mit den analysierten RCTs und belegen ebenfalls die signifikante Wirksamkeit der Physiotherapie. Dies unterstreicht die Bedeutung dieser Behandlungsform als zentraler Bestandteil multimodaler Ansätze, die sich nicht nur auf die Reduktion der Tinnitusbelastung, sondern auch auf die Verbesserung funktioneller und psychologischer Parameter konzentrieren.

6.3 Limitationen der Studienlage

Die Literaturrecherche in den Datenbanken Medline (PubMed & PMC), PEDro und ScienceDirect wurde während des gesamten Zeitraums der Masterarbeit bis kurz vor deren Abschluss fortgeführt. Ziel war es, auch die jüngst veröffentlichten Studien zu identifizieren, die die spezifischen Fragestellungen dieser Arbeit adressieren und mindestens die Komponenten Physiotherapie, Tinnitus und CMD oder HWS beinhalten. Auffällig war jedoch, dass nur eine geringe Anzahl an RCTs existiert, die sich spezifisch Tinnitus in Verbindung mit CMD oder der oberen HWS widmeten. Noch seltener waren RCTs, die dabei auch physiotherapeutische Interventionen als Behandlungsoption untersuchten. Diese Limitierung erschwerte die Auswahl geeigneter Literatur erheblich und überdehnte den geplanten Zeitrahmen der Recherche.

Ähnlich berichteten Fabrizia et al. (2024) in ihrer systematischen Übersichtsarbeit und Metaanalyse über vergleichbare Einschränkungen in der Studienlage. Die Autor*innen untersuchten die Wirksamkeit verschiedener Behandlungsansätze bei Tinnitus im

Zusammenhang mit CMD, basierend auf lediglich fünf RCTs mit insgesamt 329 Teilnehmer*innen, die für eine Meta-Analyse geeignet waren – eine auffallend geringe Anzahl. Die Metaanalyse zeigte, dass ein multidisziplinärer, nicht-invasiver Ansatz am effektivsten ist, insbesondere bei Patient*innen mit moderatem bis schwerem Tinnitus, und beschrieben die Physiotherapie bei somatischem Tinnitus und CMD-bedingten Symptomen als die wirksamste Therapie der Wahl. Gleichzeitig wurden in der Analyse methodische Schwächen wie kleine Stichproben, kurze Nachbeobachtungszeiträume und eine hohe Heterogenität in den Behandlungsmethoden identifiziert, die ebenfalls auf die Notwendigkeit weiterer qualitativ hochwertiger Studien hinweisen.

Schließlich konnte aufgrund dieser limitierten Studienlage lediglich eine überschaubare Anzahl von zehn RCTs identifiziert werden, die dem Thema der Forschungsfrage am nächsten stehen und Einblicke in die Wirksamkeit der Physiotherapie bei somatosensorischem Tinnitus liefern. Um mehr Evidenz und verallgemeinerbare Ergebnisse zu erzielen, sind künftige, groß angelegte RCTs erforderlich, die sowohl längere Nachbeobachtungszeiträume und größere Stichproben umfassen als auch ein breiteres Spektrum an Interventionen einbeziehen. Diese sollten in randomisierten zwei- oder mehrarmigen Gruppen physiotherapeutische Interventionen systematisch mit anderen Ansätzen wie Schienen, medikamentöser Therapie, Stoßwellentherapie, Injektionen, Akupunktur, Laser, Placebo sowie weiteren verfügbaren Maßnahmen vergleichen. Ebenso sollten multimodale physiotherapeutische Ansätze intensiver untersucht werden, um deren kombinierte Wirksamkeit besser zu verstehen.

7 Schlussfolgerung

Diese Masterarbeit hebt die zentrale Bedeutung der Physiotherapie als effektive Behandlungsoption bei CMD, Halswirbelsäulenstörungen und dem damit verbundenen somatosensorischen Tinnitus hervor. Die Ergebnisse der analysierten Studien zeigen nicht nur therapeutische Erfolge, sondern verdeutlichen auch die Dringlichkeit, die evidenzbasierte Forschung in diesem Bereich weiter zu stärken.

Tinnitus ist nicht nur eine erhebliche Belastung für die Betroffenen, sondern auch ein relevanter Faktor für die Gesundheitsökonomie. Laut Tziridis et al. (2022) entstehen in Deutschland jährliche Gesundheitskosten von durchschnittlich 2206,95 EUR pro Patientin. Bei einer Prävalenz von 5,5 % und etwa 4,57 Millionen Betroffenen summieren sich die jährlichen Gesamtkosten auf 21,9 bis 35,4 Milliarden Euro. Vergleichbare Studien aus den USA, Großbritannien und den Niederlanden bestätigen ähnliche jährliche Kosten pro Patientin. Diese Zahlen zeigen, dass Tinnitus nicht nur eine individuelle Belastung darstellt, sondern auch eine volkswirtschaftliche Herausforderung darstellt – vergleichbar mit Erkrankungen wie COPD (16 Milliarden Euro) oder Diabetes mellitus (52 Milliarden Euro jährlich).

Fabrizia et al. (2024) bestätigen in ihrer systematischen Übersichtsarbeit und Metaanalyse, dass CMD- und HWS-Probleme zu den häufigsten Ursachen für somatosensorischen Tinnitus zählen. Sie heben hervor, dass Physiotherapie häufig die effektivste Behandlungsoption darstellt, indem sie sowohl eine signifikante Linderung der Symptome bewirkt als auch prädiktive Faktoren identifiziert, die die Behandlungsergebnisse verbessern können.

Die Forschungsfrage dieser Arbeit ist hochrelevant für die Physiotherapie, da sie häufige und weitverbreitete Beschwerden wie CMD, HWS-Dysfunktionen und Tinnitus adressiert. Diese Probleme stehen in Zusammenhang mit zunehmenden Umwelt- und psychosozialen Belastungen, der intensiven Nutzung von Multimedia-Geräten und der Verbreitung sitzender Tätigkeiten. Die Hypothese, dass Physiotherapie eine wirksame Behandlungsoption bei somatosensorischem Tinnitus ist, wurde durch die Ergebnisse hochwertiger Studien mit belastbaren Daten klar bestätigt.

Abschließend lässt sich feststellen, dass die aktuelle Studienlage, insbesondere im Bereich der randomisierten kontrollierten Studien, noch wesentliche Lücken aufweist. Dies eröffnet neue Möglichkeiten für die Physiotherapie, ihre Evidenzbasis durch methodisch hochwertige Studien mit größeren Stichproben und innovativen Ansätzen zu erweitern. Die Integration verschiedener Interventionen könnte nicht nur die Wirksamkeit der Physiotherapie weiter belegen, sondern auch ihre Rolle als zentraler Akteur in der Behandlung und Prävention von CMD-, HWS- und Tinnitus-bedingten Beschwerden stärken. Auf diese Weise kann die Physiotherapie ihre Bedeutung auf praktischer und wissenschaftlicher Ebene nachhaltig festigen und dazu beitragen, die Lebensqualität der Betroffenen entscheidend zu verbessern.

LITERATURVERZEICHNIS

Ahmad SA, Hasan S, Saeed S, Khan A, Khan M. Low-Level-Lasertherapie bei Kiefergelenkserkrankungen: eine systematische Überprüfung. J Med Leben. 2021 März-April; 14(2):148-164. DOI: 10.25122/JML-2020-0169. PMID: 34104237; PMCID: PMC8169142.

Atan, Tuğba; Atan, Doğan; Özel, Sumru (2020): Effectiveness of Kinesio taping in the treatment of somatosensory tinnitus: A randomized controlled trial. In: *Complementary therapies in clinical practice* 39, S. 101100. DOI: 10.1016/j.ctcp.2020.101100.

Aydoğan, Zehra; Satekin, Merve Cinar; Uyar, Muhammed Sefa; Aksoy, Songül; Tokgoz-Yilmaz, Suna (2022): Transcutaneous Electric Nerve Stimulation in Chronic Subjective Tinnitus. In: *American journal of otolaryngology* 43 (5), S. 103521. DOI: 10.1016/j.amjoto.2022.103521.

Biesinger, E.; Groth, A.; Höing, R.; Hölzl, M. (2015): Somatosensorischer Tinnitus. In: Hno 63 (4), S. 266–271. DOI: 10.1007/s00106-014-2971-9.

Böhni, U. W. (2014): Diagnose der Dysfunktion und Therapie der Kopfgelenkregion. In: Manuelle Medizin 52 (3), S. 251–268. DOI: 10.1007/s00337-014-1108-2.

Bordoni B, Varacallo M. Anatomie, Kopf und Hals, Kiefergelenk. 2023 Juli 17. In: StatPearls [Internet]. Treasure Island (FL): StatPearls Verlag; 2024 Jan–. PMID: 30860721.

Bousema, E. J.; Koops, E. A.; van Dijk, P.; Dijkstra, P. U. (2018): Association Between Subjective Tinnitus and Cervical Spine or Temporomandibular Disorders: A Systematic Review. In: Trends in Hearing 22. DOI: 10.1177/2331216518800640.

Bousema, Eric J.; Koops, Elouise A.; van Dijk, Pim; Dijkstra, Pieter U. (2023): Effects of Physical Interventions on Subjective Tinnitus, a Systematic Review and Meta-Analysis. In: Brain Sciences 13 (2). DOI: 10.3390/brainsci13020226.

Buergers R, Kleinjung T, Behr M, Vielsmeier V. Gibt es einen Zusammenhang zwischen Tinnitus und Kiefergelenkserkrankungen? J Protheset Dent. 2014 Mär; 111(3):222-7. doi: 10.1016/j.prosdent.2013.10.001. Epub 25. November 2013. PMID: 24286640.
Dalrymple Sarah N.; Lewis, Sarah H.; Philman, Samantha (2021): Tinnitus: Diagnosis and Management. In: American family physician 103 (11), S. 663–671.

Campagna CA, Anauate J, Vasconœlos LGE, Oiticica J. Wirksamkeit von Dry Needling bei lästigem chronischem Tinnitus bei Patienten mit myofaszialen Triggerpunkten. Int Arch Otorhinolaryngol. 30. August 2021; 26(2): e233-e242. DOI: 10.1055/S-0041-1730429. PMID: 35602278; PMCID: PMC9122774.

Côté C, Baril I, Morency CÈ, Montminy S, Couture M, Leblond J, Roos M, Roy JS. Langzeiteffekte eines multimodalen Physiotherapieprogramms auf den Schweregrad des somatosensorischen Tinnitus und Identifizierung klinischer Indikatoren, die günstige Ergebnisse des Programms vorhersagen. J Am Acad Audiol. 2019 September; 30(8):720-730. DOI: 10.3766/jaaa.17147. PMID: 31526469.

Da Silva, Marianne Trajano; Silva, Carlos; Silva, Jade; Costa, Mateus; Gadotti, Inae; Ribeiro, Karyna (2023): Effectiveness of Physical Therapy Interventions for Temporomandibular Disorders Associated with Tinnitus: A Systematic Review. In: Journal of Clinical Medicine 12 (13). DOI: 10.3390/jcm12134329.

de Oliveira LRLB, Alves IDS, Vieira APF, Passos UL, Leite CDC, Gebrim ES. Kiefergelenk: von der Anatomie bis zur inneren Störung. Radiol BHs. 2023 März-April; 56(2):102-109. DOI: 10.1590/0100-3984.2022.0072-de. PMID: 37168044; PMCID: PMC10165975.

Delgado de La Serna, Pablo; Plaza-Manzano, Gustavo; Cleland, Joshua; Fernández-de-Las-Peñas, César; Martín-Casas, Patricia; Díaz-Arribas, María José (2020): Effects of Cervico-Mandibular Manual Therapy in Patients with Temporomandibular Pain Disorders and Associated Somatic Tinnitus: A Randomized Clinical Trial. In: *Pain medicine (Malden, Mass.)* 21 (3), S. 613–624. DOI: 10.1093/pm/pnz278.

Eladl, Hadaya Mosaad; Elkholi, Safaa M.; Eid, Marwa M.; Abdelbasset, Walid Kamal; Ali, Zeinab A.; Bahey El-Deen, Heba A. (2022): Effect of adding a supervised physical therapy exercise program to photobiomodulation therapy in the treatment of cervicogenic somatosensory tinnitus: A randomized controlled study. In: *Medicine* 101 (31). DOI: 10.1097/MD.0000000000029946.

Fabrizia, d' Apuzzo; Giuseppe, Minervini; Martina, Cerbone; Patricia, Rotolo Rossana; Vincenzo, Grassia; Ludovica, Nucci (2024): Treatment approaches, outcomes and prognostic indicators in patients with tinnitus and temporomandibular disorders evaluated with DC/TMD: A systematic review and Meta-analysis. In: *Journal of oral rehabilitation*. DOI: 10.1111/joor.13796.

Fobbe, A.; Bökel, A.; Lesinski-Schiedat, A.; Gutenbrunner, C.; Sturm, C. (2022): Pilotstudie: manualmedizinische Methodenevaluation zur Modulierbarkeit des Leitsymptoms Tinnitus: Eine prospektive randomisierte Studie. In: *Hno* 70 (9), S. 675–684. DOI: 10.1007/s00106-022-01198-2.

Gębska, Magdalena; Dalewski, Bartosz; Pałka, Łukasz; Kołodziej, Łukasz (2023): Evaluation of the efficacy of manual soft tissue therapy and therapeutic exercises in patients with pain and limited mobility TMJ: a randomized control trial (RCT). In: Head & Face Medicine 19. DOI: 10.1186/s13005-023-00385-y.

Gil-Martínez, Alfonso; Paris-Alemany, Alba; López-de-Uralde-Villanueva, Ibai; La Touche, Roy (2018): Management of pain in patients with temporomandibular disorder (TMD): challenges and solutions. In: Journal of Pain Research 11, S. 571–587. DOI: 10.2147/JPR.S127950.

Haider, Haúla F.; Hoare, Derek J.; Costa, Raquel F. P.; Potgieter, Iskra; Kikidis, Dimitris; Lapira, Alec et al. (2017): Pathophysiology, Diagnosis and Treatment of Somatosensory Tinnitus: A Scoping Review. In: Frontiers in neuroscience 11, S. 207. DOI: 10.3389/fnins.2017.00207.

Higgins, Julian P. T.; Altman, Douglas G.; Gøtzsche, Peter C.; Jüni, Peter; Moher, David; Oxman, Andrew D. et al. (2011): The Cochrane Collaboration's tool for assessing risk of bias in randomised trials. In: *BMJ* 343, d5928. DOI: 10.1136/bmj.d5928.

Koparal, Mehtap; Sirik, Mehmet; Yavuz, Gunay Yapici; Ege, Bilal (2022): Evaluation of the relationship between temporomandibular joint disorders and tinnitus with computed tomography. In: Journal of stomatology, oral and maxillofacial surgery 123 (4), e199-e205. DOI: 10.1016/j.jormas.2022.06.015.

La Hernández-Nuño de Rosa, María F.; Keith, David A.; Siegel, Noah S.; Moreno-Hay, Isabel (2022): Is there an association between otologic symptoms and temporomandibular disorders? An evidence-based review. In: Journal of the American Dental Association (1939) 153 (11), S. 1096–1103. DOI: 10.1016/j.adaj.2021.07.029.

Langguth, Berthold; Elgoyhen, Ana Belen; Cederroth, Christopher R. (2019): Therapeutic Approaches to the Treatment of Tinnitus. In: Annual review of pharmacology and toxicology 59, S. 291–313. DOI: 10.1146/annurev-pharmtox-010818-021556.

Langguth, Berthold; Ridder, Dirk de; Schlee, Winfried; Kleinjung, Tobias (2024): Tinnitus: Clinical Insights in Its Pathophysiology-A Perspective. In: Journal of the Association for Research in Otolaryngology: JARO 25 (3), S. 249–258. DOI: 10.1007/s10162-024-00939-0.

Lina-Granade, G.; Truy, E.; Ionescu, E.; Garnier, P.; Thai Van, H. (2016): Acouphènes et articulation temporo-mandibulaire : état des connaissances. In: Revue de stomatologie, de chirurgie maxillo-faciale et de chirurgie orale 117 (6), S. 458–462. DOI: 10.1016/j.revsto.2016.10.005.

Li, Dion Tik Shun; Leung, Yiu Yan (2021): Temporomandibular Disorders: Current Concepts and Controversies in Diagnosis and Management. In: Diagnostics 11 (3). DOI: 10.3390/diagnostics11030459.

Lomas, Jonathan; Gurgenci, Taylan; Jackson, Christopher; Campbell, Duncan (2018): Temporomandibular dysfunction. In: Australian journal of general practice 47 (4), S. 212–215. DOI: 10.31128/AFP-10-17-4375.

Ma, Xiaoyan; Wang, Fangyuan; Zhang, Chi; Shen, Weidong; Yang, Shiming (2022): Self-Directed Neurofeedback Treatment for Subjective Tinnitus Patients Evaluated by Multimodal Functional Imaging. In: Neural Plasticity 2022. DOI: 10.1155/2022/5114721.

Meulemeester, Kayleigh de; Meeus, Mira; Pauw, Robby de; Cagnie, Barbara; Keppler, Hannah; Lenoir, Dorine (2023): Suffering from chronic tinnitus, chronic neck pain, or both: Does it impact the presence of signs and symptoms of central sensitization? In: PloS one 18 (8). DOI: 10.1371/journal.pone.0290116.

Michiels, S.; van de Heyning, P.; Truijen, S.; Hallemans, A.; Hertogh, W. de (2016): Does multi-modal cervical physical therapy improve tinnitus in patients with cervicogenic somatic tinnitus? In: *Manual therapy* 26, S. 125–131. DOI: 10.1016/j.math.2016.08.005.

Michiels, S.; van de Heyning, P.; Truijen, S.; Hallemans, A.; Hertogh, W. de (2017): Prognostic indicators for decrease in tinnitus severity after cervical physical therapy in patients with cervicogenic somatic tinnitus. In: *Musculoskeletal science & practice* 29, S. 33–37. DOI: 10.1016/j.msksp.2017.02.008.

Michiels, Sarah (2023): Somatosensory Tinnitus: Recent Developments in Diagnosis and Treatment. In: Journal of the Association for Research in Otolaryngology: JARO 24 (5), S. 465–472. DOI: 10.1007/s10162-023-00912-3.

Michiels, Sarah; Ganz Sanchez, Tanit; Oron, Yahav; Gilles, Annick; Haider, Haúla F.; Erlandsson, Soly et al. (2018): Diagnostic Criteria for Somatosensory Tinnitus: A Delphi Process and Face-to-Face Meeting to Establish Consensus. In: Trends in Hearing 22. DOI: 10.1177/2331216518796403.

Miyamoto-Aldave, Toshi-Hiromi; Asmat-Abanto, Angel-Steven; Ulloa-Cueva, Delia-Margarita; Minchón-Medina, Carlos-Alberto; Llanos-Vera, Víctor-Eduardo; Callirgos-

Briones, Jannette-Vanessa (2024): Temporomandibular joint dysfunction in relation to tinnitus in Peruvian patients: A cross-sectional study. In: Journal of Clinical and Experimental Dentistry 16 (4), e448-54. DOI: 10.4317/jced.61358.

Moseley, Anne M.; Pinheiro, Marina B. (2022): Research Note: Evaluating risk of bias in randomised controlled trials. In: *Journal of physiotherapy* 68 (2), S. 148–150. DOI: 10.1016/j.jphys.2022.02.003.

Oostendorp, Rob A. B.; Bakker, Iem; Elvers, Hans; Mikolajewska, Emilia; Michiels, Sarah; Hertogh, Willem de; Samwel, Han (2016): Cervicogenic somatosensory tinnitus: An indication for manual therapy? Part 2: Clinical evaluation. In: Manual therapy 23, S. 124–127. DOI: 10.1016/j.math.2015.11.009.

Patil, Jayaditya Devpal; Alrashid, Manar Abdulkarim; Eltabbakh, Ayah; Fredericks, Salim (2023): The association between stress, emotional states, and tinnitus: a mini-review. In: Frontiers in Aging Neuroscience 15. DOI: 10.3389/fnagi.2023.1131979.

Pelicioli, Marcelo; Myra, Rafaela Simon; Florianovicz, Vivian Carla; Batista, Juliana Secchi (2017): Physiotherapeutic treatment in temporomandibular disorders. In: Revista Dor 18 (4). DOI: 10.5935/1806-0013.20170129.

Plaza-Manzano, Gustavo; Delgado-de-la-Serna, Pablo; Díaz-Arribas, María J.; Rodrigues-de-Souza, Diana P.; Fernández-de-Las-Peñas, César; Alburquerque-Sendín, Francisco (2021): Influence of Clinical, Physical, Psychological, and Psychophysical Variables on Treatment Outcomes in Somatic Tinnitus Associated with Temporomandibular Pain: Evidence From a Randomized Clinical Trial. In: *Pain practice the official journal of World Institute of Pain* 21 (1), S. 8–17. DOI: 10.1111/papr.12919.

Ralli, Massimo; Greco, Antonio; Boccassini, Armando; Altissimi, Giancarlo; Di Paolo, Carlo; Falasca, Vincenzo et al. (2018): Subtyping patients with somatic tinnitus: Modulation of tinnitus and history for somatic dysfunction help identify tinnitus patients with temporomandibular joint disorders. In: PloS one 13 (8). DOI: 10.1371/journal.pone.0202050.

Rethlefsen, Melissa L.; Page, Matthew J. (2022): PRISMA 2020 and PRISMA-S: common questions on tracking records and the flow diagram. In: *Journal of the Medical Library Association: JMLA* 110 (2), S. 253–257. DOI: 10.5195/jmla.2022.1449.

Tsang, Benjamin K. T.; Collins, Grant G.; Anderson, Shane; Westcott, Myriam (2024): Tinnitus update: what can be done for the ringing? In: Internal medicine journal 54 (7), S. 1066–1076. DOI: 10.1111/imj.16414.

Tutar, Belgin; Atar, Sevgi; Berkiten, Güler; Üstün, Onur; Kumral, Tolgar Lütfi; Uyar, Yavuz (2020): The effect of transcutaneous electrical nerve stimulation (TENS) on chronic subjective tinnitus. In: *American journal of otolaryngology* 41 (1), S. 102326. DOI: 10.1016/j.amjoto.2019.102326.

Tziridis, Konstantin; Friedrich, Jana; Brüeggemann, Petra; Mazurek, Birgit; Schulze, Holger (2022): Estimation of Tinnitus-Related Socioeconomic Costs in Germany. In: *Int. J. Env. Res. Pub. He.* 19 (16). DOI: 10.3390/ijerph191610455.

Urbański P, Trybulec B, Pihut M. Die Anwendung manueller Techniken bei der Entspannung der Kaumuskulatur als Zusatztherapie bei der Behandlung von Kiefergelenkserkrankungen. Int J Umwelt Res Öffentliche Gesundheit. 8. Dezember 2021; 18(24):12970. DOI: 10.3390/ijerph182412970. PMID: 34948580; PMCID: PMC8700844.

van der Wal, Annemarie; Michiels, Sarah; van de Heyning, Paul; Braem, Marc; Visscher, Corine; Topsakal, Vedat et al. (2020): Treatment of Somatosensory Tinnitus: A Randomized Controlled Trial Studying the Effect of Orofacial Treatment as Part of a Multidisciplinary Program. In: *Journal of clinical medicine* 9 (3). DOI: 10.3390/JCM9030705.

Wadhwa, Smriti; Jain, Shraddha; Patil, Nimisha; Jungade, Shyam (2024): Cervicogenic Somatic Tinnitus: A Narrative Review Exploring Non-otologic Causes. In: Cureus 16 (7), e65476. DOI: 10.7759/cureus.65476.

Wagner, Florian Max-Josef (2022): Die somatische Dysfunktion der Halswirbelsäule und ihr komplexes klinisches Bild: Grundlagen der manualmedizinischen Diagnostik von Zervikobrachialgie und zervikozephalem Syndrom. In: Der Orthopade 51 (4), S. 263–273. DOI: 10.1007/s00132-022-04228-7.

Xiong, Xin; Gao, Xinlin; Zhong, Jiawei; Hu, Shoushan; Li, Yijun; Zheng, Yunhao; Liu, Yang (2023): Bibliometric Analysis of Research on Temporomandibular Joint and Occlusion from 2000 to 2022. In: Journal of Pain Research 16, S. 2847–2860. DOI: 10.2147/JPR.S418362. 1.Suchprotokoll der Literatursuche in Medline (PubMed und PMC)

Zhe Yu, Gong JM, Hong GW, Zhou RQ, Fu XP, Fan T, Zheng YQ, Peng YQ, Li J, Wang YF. Die Wirkung der Physiotherapie auf den somatosensorischen Tinnitus. J Clin Med. 14. Juni 2024; 13(12):3496. DOI: 10.3390/JCM13123496. PMID: 38930025; PMCID: PMC11204550.

ABBILDUNGSVERZEICHNIS

TABELLENVERZEICHNIS

ABKÜRZUNGSVERZEICHNIS

Abb: Abbildung

BFT: Biofeedbacktherapie

C0: Okziput

C1: Erster HWS-Wirbel (Atlas)

C2: Zweiter HWS-Wirbel (Axis)

CN: Cochlea-Kern

CMD: Craniomandibuläre Dysfunktion

CMDa: CMD-arthrogen

CMDm: CMD-myogen

CST: Cervicogenic somatosensory tinnitus

CT: Computertomographie

DASS: Depression-Anxiety-Stress-Scale

DD: Differenzialdiagnostik

DHI: Dizziness-Handicap-Index

DN: Dry Needling

ET: Elektrotherapie

GPE: Global Perceived Effect

HCFA: Geschichte und charakteristische Funktionsaktivitätsskala.

HWS: Halswirbelsäule

KVT: Kognitive Verhaltenstherapie

KZÜ: Kraniocervikaler Übergang

LLLT: Low-Level Laser Therapy

MR: Myofasziales Release

MRT: Magnetresonanztomographie

MT: Manuelle Therapie

MTP: Myofasziale Triggerpunkte

NBQ: Neck Bournemouth Questionnaire

NDI: Neck Disability Index

NFB-Therapie: Neurofeedback-Therapie

NPRS: Numerische Schmerzbewertungsskala

NSAIDs: Nichtsteroidale Antirheumatika

OR: Odds Ratio

PBMT: Photobiomodulationstherapie

PT: Physiotherapie

PIR: Postisometrische Relaxation

RCT: randomisierte kontrollierte Studie

ST: Somatosensorischer Tinnitus; Subjektiver Tinnitus

Tab: Tabelle

TFI: Tinnitus Functional Index

THI: Tinnitus-Handicap-Inventar (Index)

TMJ: Temporomandibular joint (Kiefergelenk)

TMD: Temporomandibuläre Dysfunktion

TENS: Transkutane elektrische Nervenstimulation

TRT: Tinnitus-Retraining-Therapie

VAS: Visuelle Analogskala

ANHANG

1. Die nachfolgende Abb 4 zeigt das Suchprotokoll der Literatursuche in Medline (PubMed und PMC)

History and Search Details

Download
Delete

Search	Actions	Details	Query	Results	Time
#35			Search: (((((((therapeutic exercise) OR (physical rehabilitation)) OR (manualtherapy)) OR (manual therapy)) OR (physical therapy)) OR (physiotherapy)) AND (((((((((neck related tinnitus) OR (cervicogenic tinnitus)) OR (cervical tinnitus)) OR (somatic tinnitus)) OR (somatosensory tinnitus)) OR (subjective tinnitus)) OR (ear noise)) OR (ear ringing)) OR (tinnitus))) AND ((((((((((((temporomandibular disorder) OR (tmd)) OR (temporomandibular dysfunction)) OR (cmd)) OR (craniomandibular dysfunction)) OR ((craniomandibular disorder) AND (temporomandibular joint dysfunction))) OR (temporomandibular joint syndrome)) OR (jaw disorders)) OR (cervicocephalic region)) OR (cervical spine)) OR (upper cervical vertebrae)) OR (upper cervical spine))) Filters: Full text, Randomized Controlled Trial, from 2012 - 2024	7	13:32:26
#44			Search: (((((((therapeutic exercise) OR (physical rehabilitation)) OR (manualtherapy)) OR (manual therapy)) OR (physical therapy)) OR (physiotherapy)) AND (((((((((neck related tinnitus) OR (cervicogenic tinnitus)) OR (cervical tinnitus)) OR (somatic tinnitus)) OR (somatosensory tinnitus)) OR (subjective tinnitus)) OR (ear noise)) OR (ear ringing)) OR (tinnitus))) AND ((((((((((((temporomandibular disorder) OR (tmd)) OR (temporomandibular dysfunction)) OR (cmd)) OR	7	13:32:09

			(craniomandibular dysfunction)) OR ((craniomandibular disorder) AND (temporomandibular joint dysfunction))) OR (temporomandibular joint syndrome)) OR (jaw disorders)) OR (cervicocephalic region)) OR (cervical spine)) OR (upper cervical vertebrae)) OR (upper cervical spine))) Filters: Full text, Randomized Controlled Trial, from 2010 - 2024		
#43			Search: (((((((therapeutic exercise) OR (physical rehabilitation)) OR (manualtherapy)) OR (manual therapy)) OR (physical therapy)) OR (physiotherapy)) AND (((((((((neck related tinnitus) OR (cervicogenic tinnitus)) OR (cervical tinnitus)) OR (somatic tinnitus)) OR (somatosensory tinnitus)) OR (subjective tinnitus)) OR (ear noise)) OR (ear ringing)) OR (tinnitus))) AND ((((((((((((temporomandibular disorder) OR (tmd)) OR (temporomandibular dysfunction)) OR (cmd)) OR (craniomandibular dysfunction)) OR ((craniomandibular disorder) AND (temporomandibular joint dysfunction))) OR (temporomandibular joint syndrome)) OR (jaw disorders)) OR (cervicocephalic region)) OR (cervical spine)) OR (upper cervical vertebrae)) OR (upper cervical spine))) Filters: Full text, from 2010 - 2024	59	13:31:49
#42			Search: (((((((therapeutic exercise) OR (physical rehabilitation)) OR (manualtherapy)) OR (manual therapy)) OR (physical therapy)) OR (physiotherapy)) AND (((((((((neck related tinnitus) OR (cervicogenic tinnitus)) OR (cervical tinnitus)) OR (somatic tinnitus)) OR (somatosensory tinnitus)) OR (subjective tinnitus)) OR (ear noise)) OR (ear ringing)) OR (tinnitus))) AND ((((((((((((temporomandibular disorder) OR (tmd)) OR (temporomandibular dysfunction)) OR (cmd)) OR (craniomandibular dysfunction)) OR ((craniomandibular disorder) AND (temporomandibular joint dysfunction))) OR (temporomandibular joint syndrome)) OR (jaw disorders)) OR (cervicocephalic region)) OR (cervical	62	13:31:20

			spine)) OR (upper cervical vertebrae)) OR (upper cervical spine))) Filters: from 2010 - 2024		
#31			Search: (((((((therapeutic exercise) OR (physical rehabilitation)) OR (manualtherapy)) OR (manual therapy)) OR (physical therapy)) OR (physiotherapy)) AND (((((((((neck related tinnitus) OR (cervicogenic tinnitus)) OR (cervical tinnitus)) OR (somatic tinnitus)) OR (somatosensory tinnitus)) OR (subjective tinnitus)) OR (ear noise)) OR (ear ringing)) OR (tinnitus))) AND ((((((((((((temporomandibular disorder) OR (tmd)) OR (temporomandibular dysfunction)) OR (cmd)) OR (craniomandibular dysfunction)) OR ((craniomandibular disorder) AND (temporomandibular joint dysfunction))) OR (temporomandibular joint syndrome)) OR (jaw disorders)) OR (cervicocephalic region)) OR (cervical spine)) OR (upper cervical vertebrae)) OR (upper cervical spine)))	101	13:28:33
#41			Search: (((((((therapeutic exercise) OR (physical rehabilitation)) OR (manualtherapy)) OR (manual therapy)) OR (physical therapy)) OR (physiotherapy)) AND (((((((((neck related tinnitus) OR (cervicogenic tinnitus)) OR (cervical tinnitus)) OR (somatic tinnitus)) OR (somatosensory tinnitus)) OR (subjective tinnitus)) OR (ear noise)) OR (ear ringing)) OR (tinnitus))) AND ((((((((((((temporomandibular disorder) OR (tmd)) OR (temporomandibular dysfunction)) OR (cmd)) OR (craniomandibular dysfunction)) OR ((craniomandibular disorder) AND (temporomandibular joint dysfunction))) OR (temporomandibular joint syndrome)) OR (jaw disorders)) OR (cervicocephalic region)) OR (cervical spine)) OR (upper cervical vertebrae)) OR (upper cervical spine))) Filters: Randomized Controlled Trial	9	13:28:26
#37			Search: (((((((therapeutic exercise) OR (physical rehabilitation)) OR (manualtherapy)) OR (manual therapy)) OR (physical therapy)) OR	8	13:28:21

			(physiotherapy)) AND (((((((((neck related tinnitus) OR (cervicogenic tinnitus)) OR (cervical tinnitus)) OR (somatic tinnitus)) OR (somatosensory tinnitus)) OR (subjective tinnitus)) OR (ear noise)) OR (ear ringing)) OR (tinnitus))) AND ((((((((((((temporomandibular disorder) OR (tmd)) OR (temporomandibular dysfunction)) OR (cmd)) OR (craniomandibular dysfunction)) OR ((craniomandibular disorder) AND (temporomandibular joint dysfunction))) OR (temporomandibular joint syndrome)) OR (jaw disorders)) OR (cervicocephalic region)) OR (cervical spine)) OR (upper cervical vertebrae)) OR (upper cervical spine))) Filters: Full text, Randomized Controlled Trial		
#36			Search: (((((((therapeutic exercise) OR (physical rehabilitation)) OR (manualtherapy)) OR (manual therapy)) OR (physical therapy)) OR (physiotherapy)) AND (((((((((neck related tinnitus) OR (cervicogenic tinnitus)) OR (cervical tinnitus)) OR (somatic tinnitus)) OR (somatosensory tinnitus)) OR (subjective tinnitus)) OR (ear noise)) OR (ear ringing)) OR (tinnitus))) AND ((((((((((((temporomandibular disorder) OR (tmd)) OR (temporomandibular dysfunction)) OR (cmd)) OR (craniomandibular dysfunction)) OR ((craniomandibular disorder) AND (temporomandibular joint dysfunction))) OR (temporomandibular joint syndrome)) OR (jaw disorders)) OR (cervicocephalic region)) OR (cervical spine)) OR (upper cervical vertebrae)) OR (upper cervical spine))) Filters: Free full text, Full text, Randomized Controlled Trial, from 2012 - 2024	2	13:27:59
#40			Search: (((((((therapeutic exercise) OR (physical rehabilitation)) OR (manualtherapy)) OR (manual therapy)) OR (physical therapy)) OR (physiotherapy)) AND (((((((((neck related tinnitus) OR (cervicogenic tinnitus)) OR (cervical tinnitus)) OR (somatic tinnitus)) OR (somatosensory tinnitus)) OR (subjective tinnitus)) OR	9	13:26:45

			(ear noise)) OR (ear ringing)) OR (tinnitus))) AND ((((((((((((temporomandibular disorder) OR (tmd)) OR (temporomandibular dysfunction)) OR (cmd)) OR (craniomandibular dysfunction)) OR ((craniomandibular disorder) AND (temporomandibular joint dysfunction))) OR (temporomandibular joint syndrome)) OR (jaw disorders)) OR (cervicocephalic region)) OR (cervical spine)) OR (upper cervical vertebrae)) OR (upper cervical spine))) Filters: Free full text, Randomized Controlled Trial, Review		
#39			Search: (((((((therapeutic exercise) OR (physical rehabilitation)) OR (manualtherapy)) OR (manual therapy)) OR (physical therapy)) OR (physiotherapy)) AND (((((((((neck related tinnitus) OR (cervicogenic tinnitus)) OR (cervical tinnitus)) OR (somatic tinnitus)) OR (somatosensory tinnitus)) OR (subjective tinnitus)) OR (ear noise)) OR (ear ringing)) OR (tinnitus))) AND ((((((((((((temporomandibular disorder) OR (tmd)) OR (temporomandibular dysfunction)) OR (cmd)) OR (craniomandibular dysfunction)) OR ((craniomandibular disorder) AND (temporomandibular joint dysfunction))) OR (temporomandibular joint syndrome)) OR (jaw disorders)) OR (cervicocephalic region)) OR (cervical spine)) OR (upper cervical vertebrae)) OR (upper cervical spine))) Filters: Free full text, Randomized Controlled Trial, from 2012 - 2024	2	13:26:35
#38			Search: (((((((therapeutic exercise) OR (physical rehabilitation)) OR (manualtherapy)) OR (manual therapy)) OR (physical therapy)) OR (physiotherapy)) AND (((((((((neck related tinnitus) OR (cervicogenic tinnitus)) OR (cervical tinnitus)) OR (somatic tinnitus)) OR (somatosensory tinnitus)) OR (subjective tinnitus)) OR (ear noise)) OR (ear ringing)) OR (tinnitus))) AND ((((((((((((temporomandibular disorder) OR (tmd)) OR (temporomandibular	7	13:25:27

			dysfunction)) OR (cmd)) OR (craniomandibular dysfunction)) OR ((craniomandibular disorder) AND (temporomandibular joint dysfunction))) OR (temporomandibular joint syndrome)) OR (jaw disorders)) OR (cervicocephalic region)) OR (cervical spine)) OR (upper cervical vertebrae)) OR (upper cervical spine))) Filters: Abstract, Full text, Randomized Controlled Trial, from 2012 - 2024		
#34			Search: (((((((therapeutic exercise) OR (physical rehabilitation)) OR (manualtherapy)) OR (manual therapy)) OR (physical therapy)) OR (physiotherapy)) AND (((((((((neck related tinnitus) OR (cervicogenic tinnitus)) OR (cervical tinnitus)) OR (somatic tinnitus)) OR (somatosensory tinnitus)) OR (subjective tinnitus)) OR (ear noise)) OR (ear ringing)) OR (tinnitus))) AND ((((((((((((temporomandibular disorder) OR (tmd)) OR (temporomandibular dysfunction)) OR (cmd)) OR (craniomandibular dysfunction)) OR ((craniomandibular disorder) AND (temporomandibular joint dysfunction))) OR (temporomandibular joint syndrome)) OR (jaw disorders)) OR (cervicocephalic region)) OR (cervical spine)) OR (upper cervical vertebrae)) OR (upper cervical spine))) Filters: Full text, from 2012 - 2024	57	12:43:58
#33			Search: (((((((therapeutic exercise) OR (physical rehabilitation)) OR (manualtherapy)) OR (manual therapy)) OR (physical therapy)) OR (physiotherapy)) AND (((((((((neck related tinnitus) OR (cervicogenic tinnitus)) OR (cervical tinnitus)) OR (somatic tinnitus)) OR (somatosensory tinnitus)) OR (subjective tinnitus)) OR (ear noise)) OR (ear ringing)) OR (tinnitus))) AND ((((((((((((temporomandibular disorder) OR (tmd)) OR (temporomandibular dysfunction)) OR (cmd)) OR (craniomandibular dysfunction)) OR ((craniomandibular disorder) AND (temporomandibular joint dysfunction))) OR (temporomandibular joint	59	12:43:45

			syndrome)) OR (jaw disorders)) OR (cervicocephalic region)) OR (cervical spine)) OR (upper cervical vertebrae)) OR (upper cervical spine))) Filters: from 2012 - 2024		
#32			Search: (((((((therapeutic exercise) OR (physical rehabilitation)) OR (manualtherapy)) OR (manual therapy)) OR (physical therapy)) OR (physiotherapy)) AND (((((((((neck related tinnitus) OR (cervicogenic tinnitus)) OR (cervical tinnitus)) OR (somatic tinnitus)) OR (somatosensory tinnitus)) OR (subjective tinnitus)) OR (ear noise)) OR (ear ringing)) OR (tinnitus))) AND ((((((((((((temporomandibular disorder) OR (tmd)) OR (temporomandibular dysfunction)) OR (cmd)) OR (craniomandibular dysfunction)) OR ((craniomandibular disorder) AND (temporomandibular joint dysfunction))) OR (temporomandibular joint syndrome)) OR (jaw disorders)) OR (cervicocephalic region)) OR (cervical spine)) OR (upper cervical vertebrae)) OR (upper cervical spine))) Filters: from 2013 - 2024	59	12:43:34
#30			Search: (((((therapeutic exercise) OR (physical rehabilitation)) OR (manualtherapy)) OR (manual therapy)) OR (physical therapy)) OR (physiotherapy)	686,037	12:40:11
#29			Search: ((((((((neck related tinnitus) OR (cervicogenic tinnitus)) OR (cervical tinnitus)) OR (somatic tinnitus)) OR (somatosensory tinnitus)) OR (subjective tinnitus)) OR (ear noise)) OR (ear ringing)) OR (tinnitus)	26,616	12:39:17
#28			Search: ((((((((((((temporomandibular disorder) OR (tmd)) OR (temporomandibular dysfunction)) OR (cmd)) OR (craniomandibular dysfunction)) OR ((craniomandibular disorder) AND (temporomandibular joint dysfunction))) OR (temporomandibular joint syndrome)) OR (jaw disorders)) OR (cervicocephalic region)) OR (cervical spine)) OR (upper cervical vertebrae)) OR (upper cervical spine))	123,902	12:37:55
#27			Search: therapeutic exercise	176,906	12:35:40
#26			Search: physical rehabilitation	286,816	12:35:09

#25			Search: manualtherapy	15	12:34:34
#24			Search: manual therapy	51,262	12:33:46
#23			Search: physical therapy	436,393	12:33:32
#22			Search: physiotherapy	250,509	12:33:17
#21			Search: cervicocephalic region	55	12:32:56
#20			Search: cervical spine	68,006	12:32:26
#19			Search: upper cervical vertebrae	5,207	12:32:07
#18			Search: upper cervical spine	7,684	12:31:40
#17			Search: neck related tinnitus	897	12:31:05
#16			Search: cervicogenic tinnitus	32	12:30:47
#15			Search: cervical tinnitus	4,220	12:30:22
#14			Search: somatic tinnitus	218	12:30:06
#13			Search: somatosensory tinnitus	218	12:29:49
#12			Search: subjective tinnitus	17,544	12:28:12
#11			Search: ear noise	26,584	12:27:51
#10			Search: ear ringing	17,590	12:27:34
#9			Search: tinnitus	17,544	12:27:20
#8			Search: jaw disorders	22,303	12:26:49
#7			Search: temporomandibular joint syndrome	6,076	12:26:07
#6			Search: (craniomandibular disorder) AND (temporomandibular joint dysfunction)	6,599	12:25:35
#5			Search: craniomandibular dysfunction	772	12:23:46
#4			Search: cmd	4,873	12:23:29
#3			Search: temporomandibular dysfunction	11,879	12:23:19
#2			Search: tmd	15,936	12:23:00
#1			Search: temporomandibular disorder	22,689	12:22:50

Abb 4: Suchprotokoll der Literatursuche in Medline (PubMed und PMC) (eigene Darstellung, 2024)

2. Die nachfolgende Abb 5 zeigt das erste Suchprotokoll der Literatursuche in PEDro. Die Suche wurde erst mit der Option ‚Match all search terms‘ (AND) durchgeführt, was zu keinem Ergebnis führte. Dieses Suchprotokoll dient als Ausgangspunkt für die Anpassung der Suchstrategie.

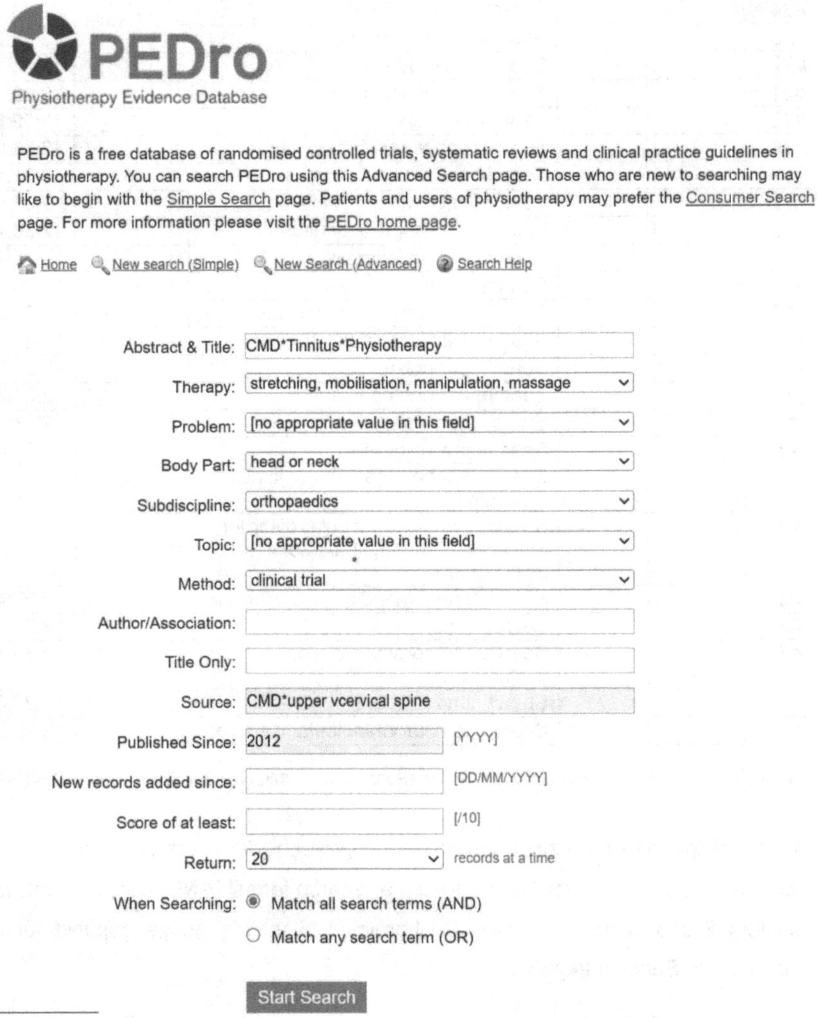
PEDro
Physiotherapy Evidence Database

PEDro is a free database of randomised controlled trials, systematic reviews and clinical practice guidelines in physiotherapy. You can search PEDro using this Advanced Search page. Those who are new to searching may like to begin with the Simple Search page. Patients and users of physiotherapy may prefer the Consumer Search page. For more information please visit the PEDro home page.

Home New search (Simple) New Search (Advanced) Search Help

Abstract & Title: CMD*Tinnitus*Physiotherapy
Therapy: stretching, mobilisation, manipulation, massage
Problem: [no appropriate value in this field]
Body Part: head or neck
Subdiscipline: orthopaedics
Topic: [no appropriate value in this field]
Method: clinical trial
Author/Association:
Title Only:
Source: CMD*upper vcervical spine
Published Since: 2012 [YYYY]
New records added since: [DD/MM/YYYY]
Score of at least: [/10]
Return: 20 records at a time
When Searching: Match all search terms (AND)
Match any search term (OR)

Start Search

Abb 5: Erstes Suchprotokoll der Literatursuche in PEDro mit der Option „Match all search terms“ (AND). (Eigene Darstellung 2024)

3. Die nachfolgende Abb 6 zeigt das zweite Suchprotokoll der Literatursuche in PEDro mit der Option „Match any search terms“ (OR), welches 264.751 Treffer ergab und als

Grundlage für die Anpassung der Suchstrategie von Advanced Search zu Simple Search diente.

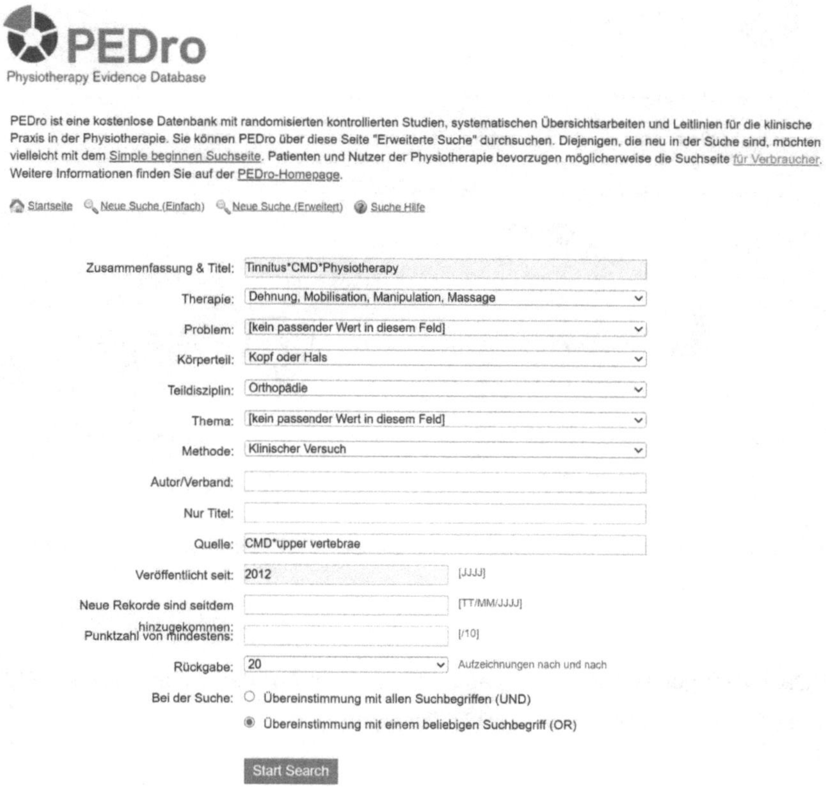

Abb 6: Zweites Suchprotokoll der PEDro- Literatursuche mit „Match any search terms“ (OR). (eigene Darstellung, 2024)

4. Die nachfolgende Abb 7 zeigt eine Übersicht über die „Simple search" in PEDro.

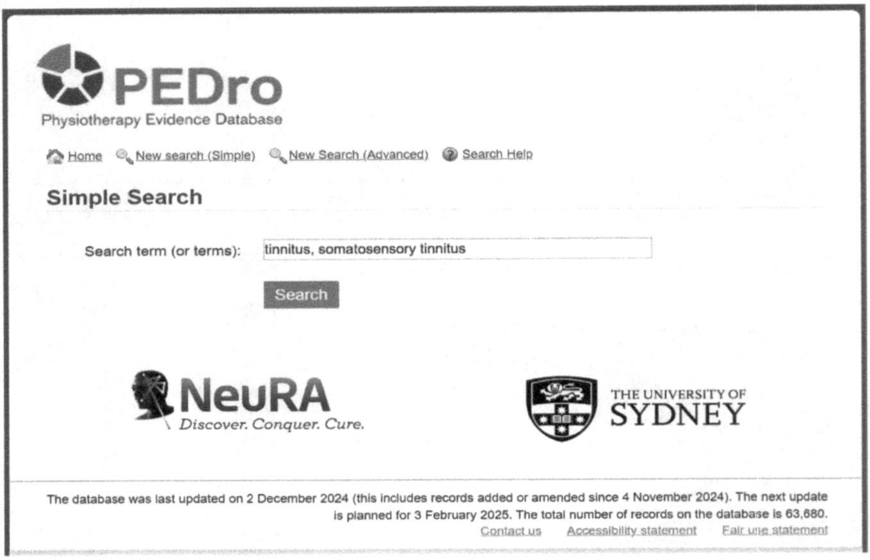

Abb 7: Drittes Suchprotokoll- Übersicht über die „Simple search" in PEDro (eigene Darstellung 2024)

5. Die nachfolgende Abb 8 zeigt das finale Suchprotokoll der Literatursuche in PEDro mittels "Simple Search", welches 59 Treffer ergab.

PEDro
Physiotherapy Evidence Database

Home | Display Selected Records | New Search (Advanced) | Continue Searching (Simple) | New Search (Simple) | Search Help

Search Results

Click on a title to view details of that record. If your search has returned many records you may need to move to the next page (at the top or bottom of the list of records). To display a list of records from one or a series of searches, click on *Select* and then *Display Selected Records*

Found 59 records

‹ 1 2 3 ›

Title	Method	Score (/10)	Select Record
Clinical practice guideline: Meniere's disease	practice guideline	N/A	Select
Acupuncture for tinnitus: a scoping review of clinical studies	systematic review	N/A	Select
Efficacy of rehabilitative therapies on otologic symptoms in patients with temporomandibular disorders: a systematic review of randomised controlled trials	systematic review	N/A	Select
Effects of physical interventions on subjective tinnitus, a systematic review and meta-analysis	systematic review	N/A	Select
Effects of non-invasive neuromodulation of the vagus nerve for management of tinnitus: a systematic review with meta-analysis	systematic review	N/A	Select
Acupuncture for tinnitus: a systematic review and meta-analysis of randomized controlled trials	systematic review	N/A	Select

Abb 8: Finales Suchprotokoll der Literatursuche in PEDro mittels "Simple Search". (eigene Darstellung, 2024)

6. Die nachfolgende Abb 9 bietet eine Übersicht über die "Advanced Search" in ScienceDirect

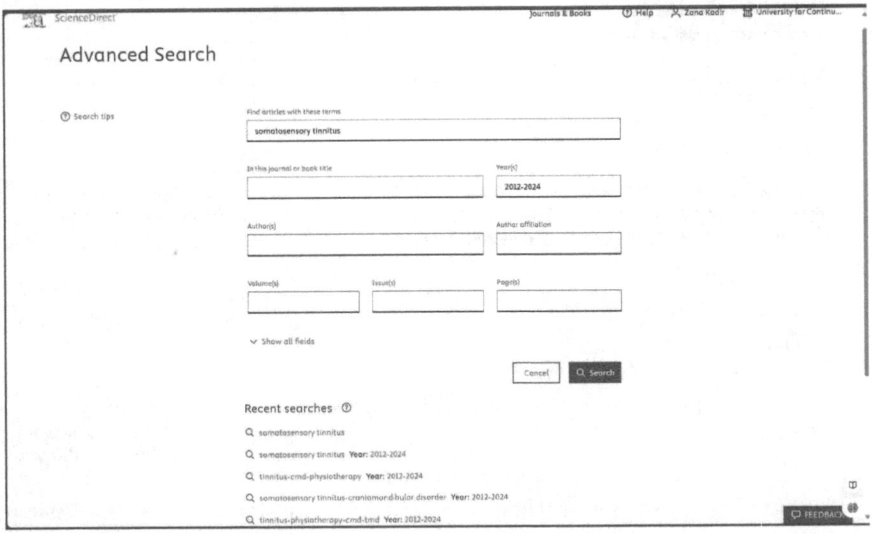

Abb 9: Übersicht über die „Advanced search" in ScienceDirect (eigene Darstellung 2024)

7. Die nachfolgende Abb 10 zeigt das erste Suchprotokoll der Literatursuche in ScienceDirect mit 999 erzielten Treffern.

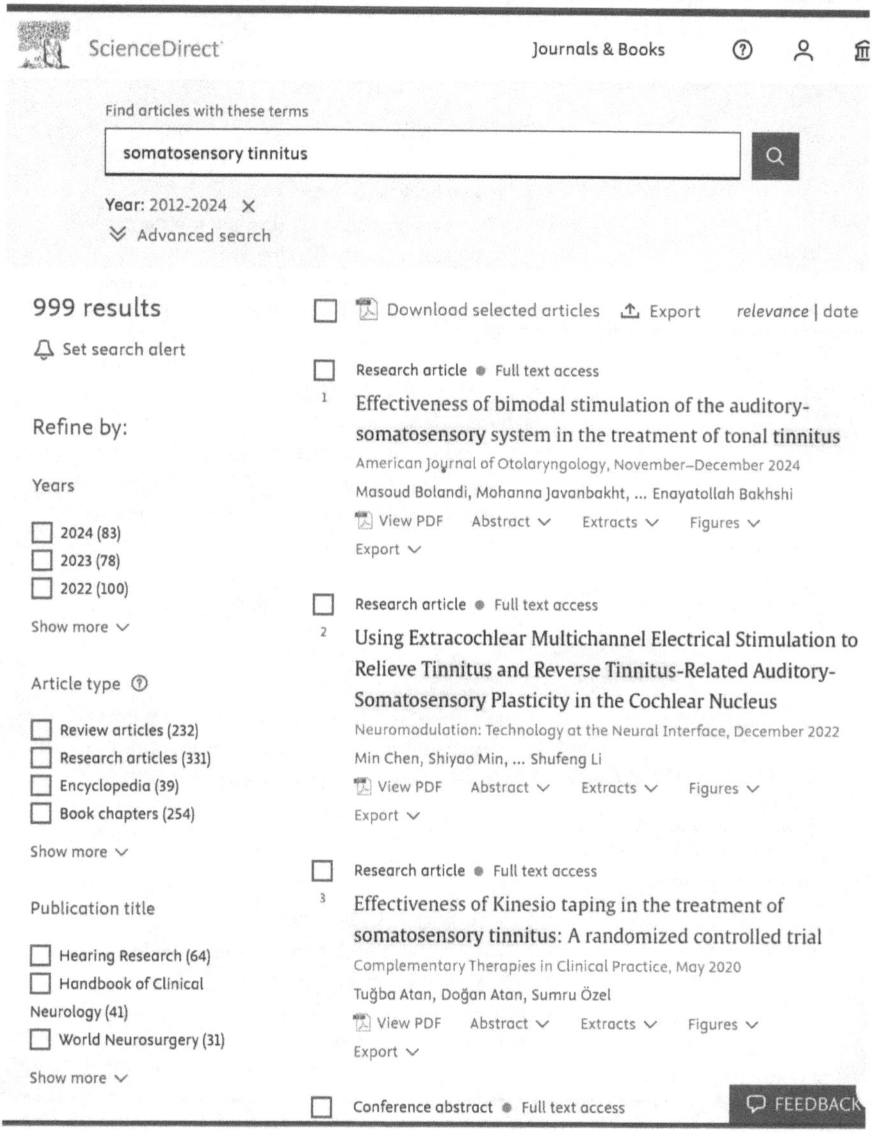

Abb 10: Das erste Suchprotokoll der Literatursuche in ScienceDirect (eigene Darstellung, 2024)

8.Die nachfolgende Abb 11 zeigt das finale Suchprotokoll der Literatursuche nach Einsatz des Filters "Medicine and Dentistry" in ScienceDirect mit 570 Treffern

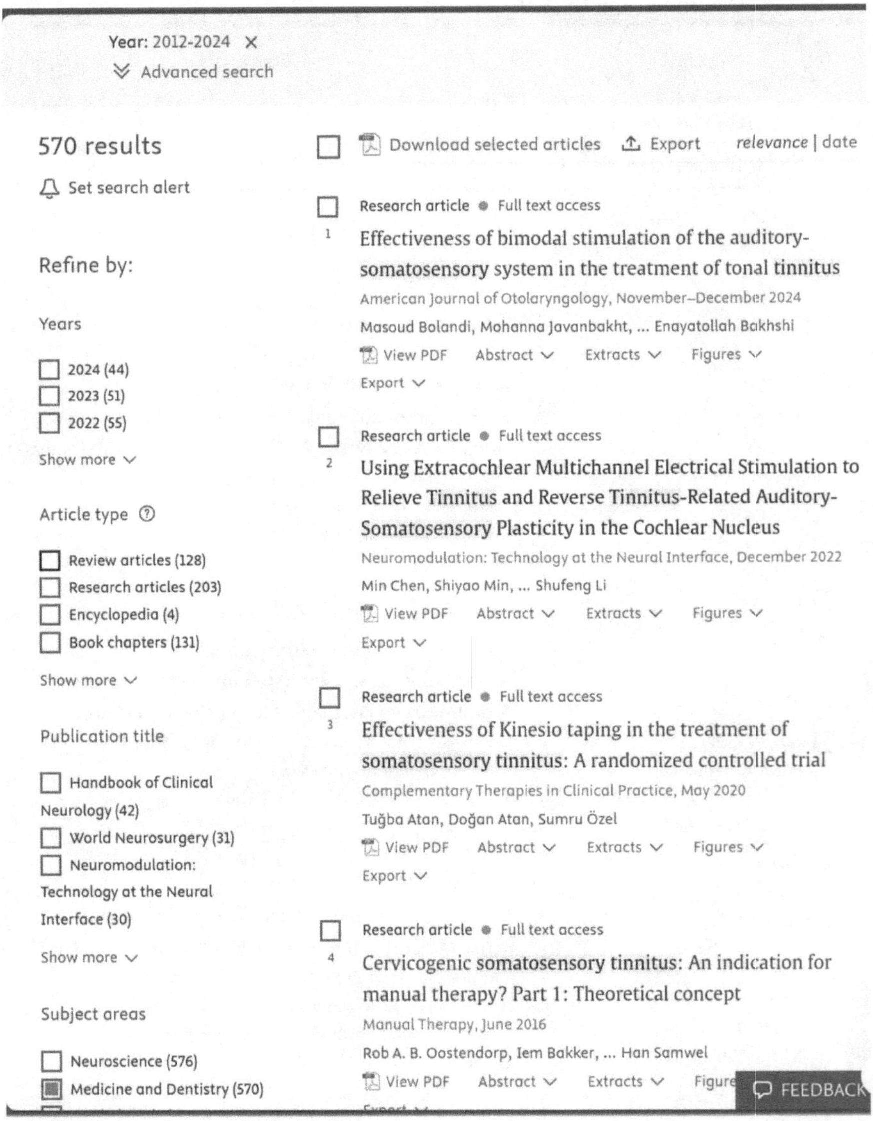

Abb 11: Das finale Suchprotokoll der Literatursuche in ScienceDirect (eigene Darstellung 2024)

Tab 20: CONSORT 2010- Checkliste für die Studie „Atan et. al., 2020“, (eigene Darstellung 2024)

Abschnitt/Thema	Nummer	Beschreibung	Ausgefüllte Informationen
Titel und Zusammenfassung	1a	Kennzeichnung im Titel als randomisierte Studie	Im Titel als "randomisierte kontrollierte Studie" angegeben.
	1b	Strukturierte Zusammenfassung von Studiendesign, Methoden, Resultaten und Schlussfolgerungen	Strukturierte Zusammenfassung in der Einleitung vorhanden, beschreibt Studiendesign, Methoden, Ergebnisse und Schlussfolgerungen.
Einleitung	2a	Wissenschaftlicher Hintergrund und Begründung der Studie	Hintergrund: Die Wirksamkeit von Kinesio-Taping bei somatosensorischem Tinnitus ist unklar Ziel: Bewertung der Wirksamkeit von KT im Zusammenhang mit somatosensorischem Tinnitus.
	2b	Genaue Fragestellung oder Hypothesen	Hypothese: KT reduziert den Schweregrad von somatosensorischem Tinnitus besser als Scheintaping.
Methoden	3a	Beschreibung des Studiendesigns	Einfachzentrierte, prospektive, randomisierte, scheinkontrollierte, doppelblinde Studie mit zwei Gruppen (KT und ST).
	3b	Wichtige Änderungen der Methoden nach Studienbeginn	Keine Änderungen gemeldet.
	4a	Eignungskriterien der Probanden/Patienten	Patienten mit Tinnitus seit mindestens sechs Wochen und Nackenbeschwerden. Ausschlusskriterien: z. B. frühere Operationen, Mittelohrerkrankungen, Schwangerschaft.
	4b	Umgebung und Ort der Studiendurchführung	Medizinische Fakultät der Hitit Universität, Abteilung für physikalische Medizin und Rehabilitation.
	5	Durchgeführte Interventionen in jeder Gruppe	KT-Gruppe: Kinesio-Taping an spezifischen Muskeln. ST-Gruppe (Schein-Tape): Placebo-Taping ohne Dehnung.
	6a	Vollständig definierte, primäre und sekundäre Endpunkte	Primärer Endpunkt: Tinnitus-VAS. Sekundäre

			Endpunkte: THI, zervikale Schmerz-VAS, NDI.
	6b	Änderungen der Endpunkte nach Studienbeginn	Keine Änderungen gemeldet.
	7a	Wie wurde die Fallzahl berechnet?	Berechnung mit G-Power-Software; 15 Patienten pro Gruppe basierend auf minimalem klinisch wichtigem Unterschied der VAS.
	7b	Erklärung aller Zwischenanalysen und Abbruchkriterien	Keine Zwischenanalysen oder Abbruchkriterien gemeldet.
Randomisierung	8a	Methode zur Generierung der Zufallszuteilung	Zufallszuteilung durch Computerprogramm erstellt.
	8b	Art der Randomisierung	Einfache Randomisierung mit versiegelten Umschlägen.
	9	Mechanismen zur Geheimhaltung der Behandlungsfolge	Opaque, nummerierte Umschläge verwendet.
	10	Durchführung der Randomisierung	Unabhängiger Forscher erstellte Zuteilungssequenz; Behandler öffneten die Umschläge.
	11a	Wer war verblindet?	Teilnehmer, und Ergebnisbewerter waren verblindet.
	11b	Beschreibung der Ähnlichkeit der Interventionen	Scheintaping wurde an denselben Muskeln wie bei ST-Grupp angewendet, jedoch ohne Dehnung.
	12a	Statistische Methoden zur Gruppenvergleichung	Unabhängiger t-Test für Gruppenvergleiche; abhängiger t-Test für Vorher-Nachher-Vergleiche.
	12b	Methoden für zusätzliche Analysen	Keine zusätzlichen Analysen gemeldet.
Ergebnisse	13a	Anzahl der randomisierten Teilnehmer pro Gruppe	KT-Gruppe: 15, ST-Gruppe: 15.
	13b	Zahl der Ausfälle und Gründe	Sieben Teilnehmer schieden aus, Gründe: Zeitmangel, Transportprobleme.
	14a	Zeitraum der Rekrutierung und Nachbeobachtung	Rekrutierung bis Nachbeobachtung: 4 Wochen.
	14b	Warum die Studie endete oder gestoppt wurde	Keine vorzeitige Beendigung.

	15	Patientencharakteristika zu Studienbeginn	Tabelle mit demografischen Daten und klinischen Merkmalen im Artikel.
	16	Anzahl der analysierten Teilnehmer	KT-Gruppe: 15, ST-Gruppe: 15. Keine Abweichungen von der Randomisierung.
	17a	Ergebnisse für Endpunkte und geschätzte Effektgrößen	Ergebnisse in Tabellen und Abbildungen mit Mittelwerten und Standardabweichungen.
	17b	Binäre Endpunkte	Nicht relevant.
	18	Zusätzliche Analysen	Keine zusätzlichen Analysen durchgeführt.
	19	Schäden	Keine Schäden oder unerwünschte Wirkungen gemeldet.
Diskussion	20	Studienlimitierungen	Kleine Stichprobengröße, kurze Nachbeobachtungszeit, spezifische Patientenauswahl.
	21	Generalisierbarkeit	Ergebnisse gelten für Patienten mit somatosensorischem Tinnitus und Nackenbeschwerden.
	22	Interpretation	KT wirksam bei Tinnitus, Ergebnisse konsistent mit früheren Studien.
Andere Informationen	23	Registrierung	ClinicalTrials.gov, NCT03782220.
	24	Protokoll	Nicht gemeldet.
	25	Finanzierung	Keine Finanzierung erhalten.

Tab 21: CONSORT 2010-Checkliste für die Studie "Aydoğan et al., 2022", (eigene Darstellung 2024)

Abschnitt/Thema	Nummer	Beschreibung	Ausgefüllte Informationen
Titel und Zusammenfassung	1a	Kennzeichnung im Titel als randomisierte Studie	Im Titel als "randomisierte Studie" angegeben.
	1b	Strukturierte Zusammenfassung von Studiendesign, Methoden, Resultaten und Schlussfolgerungen	Strukturierte Zusammenfassung vorhanden, beschreibt Studiendesign, Methoden, Ergebnisse und Schlussfolgerungen.

Einleitung	2a	Wissenschaftlicher Hintergrund und Begründung der Studie	Hintergrund: TENS könnte die Symptome chronischen subjektiven Tinnitus verbessern. Ziel: Untersuchung der Wirksamkeit von TENS-Therapie.
	2b	Genaue Fragestellung oder Hypothesen	Hypothese: TENS reduziert den Schweregrad und die Auswirkungen von Tinnitus besser als reine Aufklärung.
Methoden	3a	Beschreibung des Studiendesigns	Prospektive, randomisierte, vergleichende Studie mit zwei Gruppen (TENS-Gruppe und Kontrollgruppe).
	3b	Wichtige Änderungen der Methoden nach Studienbeginn	Keine Änderungen gemeldet.
	4a	Eignungskriterien der Probanden/Patienten	Patienten mit chronischem subjektivem Tinnitus, normalem Gehör, ohne neurologische oder psychiatrische Erkrankungen. Ausschluss: Herzschrittmacher, frühere Ohroperationen.
	4b	Umgebung und Ort der Studiendurchführung	Medizinische Fakultät der Universität Ankara, Audiologie-Abteilung.
	5	Durchgeführte Interventionen in jeder Gruppe	Studiengruppe (TENS): 20 Sitzungen TENS-Therapie. Kontrollgruppe: Nur Aufklärung über Tinnitus.
	6a	Vollständig definierte, primäre und sekundäre Endpunkte	Primärer Endpunkt: Tinnitus-Schweregrad. Sekundäre Endpunkte: VAS-Lautstärke, THI, SF-36.
	6b	Änderungen der Endpunkte nach Studienbeginn	Keine Änderungen gemeldet.
	7a	Wie wurde die Fallzahl berechnet?	Berechnung mit G*Power-Software; 23 Teilnehmer pro Gruppe basierend auf erwarteten Effektgrößen.
	7b	Erklärung aller Zwischenanalysen und Abbruchkriterien	Keine Zwischenanalysen oder Abbruchkriterien gemeldet.
Randomisierung	8a	Methode zur Generierung der Zufallszuteilung	Zufallszuteilung durch Computerprogramm erstellt.
	8b	Art der Randomisierung	Einfache Randomisierung.

	9	Mechanismen zur Geheimhaltung der Behandlungsfolge	Mechanismus zur Geheimhaltung nicht ausdrücklich beschrieben.
	10	Durchführung der Randomisierung	Keine spezifischen Details zur Durchführung gemeldet.
	11a	Wer war verblindet?	Verblindung der Teilnehmer und Ergebnisbewertung nicht erwähnt; Behandler waren nicht verblindet.
	11b	Beschreibung der Ähnlichkeit der Interventionen	Kontrollgruppe erhielt keine Intervention, nur Aufklärung.
	12a	Statistische Methoden zur Gruppenvergleichung	t-Tests und Mann-Whitney-U-Test für Gruppenvergleiche; gepaarte t-Tests für Vorher-Nachher-Vergleiche.
	12b	Methoden für zusätzliche Analysen	Keine zusätzlichen Analysen gemeldet.
Ergebnisse	13a	Anzahl der randomisierten Teilnehmer pro Gruppe	TENS-Gruppe: 23, Kontrollgruppe: 23.
	13b	Zahl der Ausfälle und Gründe	Keine gemeldeten Ausfälle.
	14a	Zeitraum der Rekrutierung und Nachbeobachtung	Rekrutierung bis Nachbeobachtung: März 2020 bis Dezember 2021.
	14b	Warum die Studie endete oder gestoppt wurde	Keine vorzeitige Beendigung.
	15	Patientencharakteristika zu Studienbeginn	Tabelle mit demografischen Daten und klinischen Merkmalen im Artikel.
	16	Anzahl der analysierten Teilnehmer	TENS-Gruppe: 23, Kontrollgruppe: 23. Keine Abweichungen von der Randomisierung.
	17a	Ergebnisse für Endpunkte und geschätzte Effektgrößen	Ergebnisse in Tabellen mit Mittelwerten und Standardabweichungen dargestellt.
	17b	Binäre Endpunkte	Nicht relevant.
	18	Zusätzliche Analysen	Keine zusätzlichen Analysen durchgeführt.
	19	Schäden	Keine Schäden oder unerwünschte Wirkungen gemeldet.
Diskussion	20	Studienlimitierungen	Keine Verblindung der Behandler, heterogene Teilnehmercharakteristika, kurze Nachbeobachtungszeit.

	21	Generalisierbarkeit	Ergebnisse gelten für Patienten mit chronischem subjektivem Tinnitus.
	22	Interpretation	TENS wirksam bei Tinnitus, Ergebnisse konsistent mit früheren Studien.
Andere Informationen	23	Registrierung	ClinicalTrials.gov, NCTXXXX.
	24	Protokoll	Nicht gemeldet.
	25	Finanzierung	Keine Finanzierung erhalten.

Tab 22: CONSORT 2010- Checkliste für die Studie "Delgado de la Serna et. al., 2020", (eigene Darstellung 2024)

Abschnitt/Thema	**Nummer**	**Beschreibung**	**Ausgefüllte Informationen**
Titel und Zusammenfassung	1a	Kennzeichnung im Titel als randomisierte Studie	Im Titel als "randomisierte klinische Studie" angegeben.
	1b	Strukturierte Zusammenfassung von Studiendesign, Methoden, Resultaten und Schlussfolgerungen	Strukturierte Zusammenfassung vorhanden, beschreibt Studiendesign, Methoden, Ergebnisse und Schlussfolgerungen.
Einleitung	2a	Wissenschaftlicher Hintergrund und Begründung der Studie	Hintergrund: CMD ist mit Tinnitus assoziiert; manuelle Therapie könnte diese Symptome verbessern. Ziel: Vergleich von Bewegung/Bildung alleine vs. Bewegung/Bildung + MT.
	2b	Genaue Fragestellung oder Hypothesen	Hypothese: Zusätzliche manuelle Therapie verbessert klinische, psychologische und physische Ergebnisse signifikant.
Methoden	3a	Beschreibung des Studiendesigns	Multizentrische, randomisierte, parallelgruppige klinische Studie.
	3b	Wichtige Änderungen der Methoden nach Studienbeginn	Keine Änderungen gemeldet.
	4a	Eignungskriterien der Probanden/Patienten	Patienten mit CMD-assoziiertem Tinnitus, Alter 18–65 Jahre. Ausschluss:

			HNO-Pathologien, neurologische Erkrankungen, vorherige CMD-Behandlung.
	4b	Umgebung und Ort der Studiendurchführung	Drei private Physiotherapiekliniken in Spanien.
	5	Durchgeführte Interventionen in jeder Gruppe	Studiengruppe: Bewegung/Bildung + manuelle Therapie. Kontrollgruppe: Bewegung/Bildung alleine.
	6a	Vollständig definierte, primäre und sekundäre Endpunkte	Primär: CMD-Schmerz (NPRS), Tinnitus-Schweregrad (VAS). Sekundär: THI, CF-PDI, SF-12, BDI-II, PPT, Bewegungsumfang des Unterkiefers.
	6b	Änderungen der Endpunkte nach Studienbeginn	Keine Änderungen gemeldet.
	7a	Wie wurde die Fallzahl berechnet?	Berechnung basierend auf erwarteten Differenzen im VAS; Ziel: 30 Teilnehmer pro Gruppe.
	7b	Erklärung aller Zwischenanalysen und Abbruchkriterien	Keine Zwischenanalysen oder Abbruchkriterien gemeldet.
Randomisierung	8a	Methode zur Generierung der Zufallszuteilung	Computergenerierte Zufallszahlen.
	8b	Art der Randomisierung	Einfache Randomisierung; verdeckte Zuteilung mit versiegelten Umschlägen.
	9	Mechanismen zur Geheimhaltung der Behandlungsfolge	Verdeckte Zuteilung durch versiegelte Umschläge sichergestellt.
	10	Durchführung der Randomisierung	Externer Forscher führte Randomisierung durch; Gruppenzuteilung durch verblindeten Gutachter.
	11a	Wer war verblindet?	Ergebnisbewertung war verblindet; Patienten möglicherweise nicht komplett verblindet.
	11b	Beschreibung der Ähnlichkeit der Interventionen	Beide Gruppen erhielten ähnliche Bewegung und Bildung; manuelle Therapie als Zusatz in der Studiengruppe.
	12a	Statistische Methoden zur Gruppenvergleichung	ANCOVA-Analysen mit Kovariaten (z. B. Geschlecht); Bonferroni-

			Korrektur bei multiplen Vergleichen.
	12b	Methoden für zusätzliche Analysen	Keine zusätzlichen Analysen gemeldet.
Ergebnisse	13a	Anzahl der randomisierten Teilnehmer pro Gruppe	Studiengruppe: 31, Kontrollgruppe: 30.
	13b	Zahl der Ausfälle und Gründe	Keine Ausfälle gemeldet.
	14a	Zeitraum der Rekrutierung und Nachbeobachtung	Januar bis Dezember 2017; Follow-up bis sechs Monate nach der Intervention.
	14b	Warum die Studie endete oder gestoppt wurde	Reguläres Ende; keine vorzeitige Beendigung.
	15	Patientencharakteristika zu Studienbeginn	Tabelle mit demografischen Daten und klinischen Merkmalen im Artikel.
	16	Anzahl der analysierten Teilnehmer	Studiengruppe: 31, Kontrollgruppe: 30. Keine Abweichungen von der Randomisierung.
	17a	Ergebnisse für Endpunkte und geschätzte Effektgrößen	Ergebnisse in Tabellen mit Mittelwerten und Standardabweichungen dargestellt.
	17b	Binäre Endpunkte	Nicht relevant.
	18	Zusätzliche Analysen	Keine zusätzlichen Analysen durchgeführt.
	19	Schäden	Keine Schäden oder unerwünschte Wirkungen gemeldet.
Diskussion	20	Studienlimitierungen	Keine Kontrollgruppe ohne Intervention; potenzieller Placeboeffekt nicht untersucht; keine objektiven Diagnosemethoden für Tinnitus.
	21	Generalisierbarkeit	Ergebnisse gelten für CMD-assoziierten Tinnitus bei Patient*innen in der Altersgruppe 18–65 Jahre.
	22	Interpretation	Ergebnisse zeigen die Überlegenheit von Bewegung/Bildung + MT gegenüber Bewegung/Bildung alleine.
Andere Informationen	23	Registrierung	ClinicalTrials.gov, NCT02850055.
	24	Protokoll	Nicht gemeldet.
	25	Finanzierung	Keine Finanzierung erhalten.

Tab 23: CONSORT 2010- Checkliste für die Studie "Eladl et. al., 2022", (eigene Darstellung 2024)

Abschnitt/Thema	Nummer	Beschreibung	Ausgefüllte Informationen
Titel und Zusammenfassung	1a	Kennzeichnung im Titel als randomisierte Studie	Im Titel als "randomisierte kontrollierte Studie" angegeben.
	1b	Strukturierte Zusammenfassung von Studiendesign, Methoden, Resultaten und Schlussfolgerungen	Strukturierte Zusammenfassung vorhanden, beschreibt Studiendesign, Methoden, Ergebnisse und Schlussfolgerungen.
Einleitung	2a	Wissenschaftlicher Hintergrund und Begründung der Studie	Hintergrund: CST wird durch physische Bewegung beeinflusst. Ziel: Untersuchung von PBMT und physiotherapeutischen Übungen.
	2b	Genaue Fragestellung oder Hypothesen	Hypothese: PBMT in Kombination mit Übungen verbessert Tinnitus und ROM signifikant besser als PBMT allein.
Methoden	3a	Beschreibung des Studiendesigns	Randomisierte, doppelblinde, kontrollierte Studie mit zwei Gruppen (PBMT+Therapie vs. PBMT allein).
	3b	Wichtige Änderungen der Methoden nach Studienbeginn	Keine Änderungen gemeldet.
	4a	Eignungskriterien der Probanden/Patienten	Patienten mit CST (45–55 Jahre), stabile Symptome seit mind. 3 Monaten. Ausschluss: neurologische/ontologische Erkrankungen.
	4b	Umgebung und Ort der Studiendurchführung	Fakultät für Physiotherapie, Kairo-Universität.
	5	Durchgeführte Interventionen in jeder Gruppe	Gruppe A: PBMT + Übungsprogramm; Gruppe B: PBMT allein.
	6a	Vollständig definierte, primäre und sekundäre Endpunkte	Primär: VAS für Tinnitus. Sekundär: THI, ROM der Halswirbelsäule.
	6b	Änderungen der Endpunkte nach Studienbeginn	Keine Änderungen gemeldet.
	7a	Wie wurde die Fallzahl berechnet?	Berechnet mit G*Power: 20 Teilnehmer pro Gruppe (inkl. Dropout-Rate).

	7b	Erklärung aller Zwischenanalysen und Abbruchkriterien	Keine Zwischenanalysen oder Abbruchkriterien gemeldet.
Randomisierung	8a	Methode zur Generierung der Zufallszuteilung	Computergenerierte Blockrandomisierung (Blockgröße 4).
	8b	Art der Randomisierung	Einfache Randomisierung mit verdeckter Zuordnung.
	9	Mechanismen zur Geheimhaltung der Behandlungsfolge	Versiegelte, nummerierte, undurchsichtige Umschläge.
	10	Durchführung der Randomisierung	Randomisierung von unabhängigem Forscher durchgeführt.
	11a	Wer war verblindet?	Patienten und Ergebnisbewerter verblindet; Behandler nicht verblindet.
	11b	Beschreibung der Ähnlichkeit der Interventionen	PBMT-Protokoll in beiden Gruppen identisch; Gruppe A erhielt zusätzliche Übungen.
	12a	Statistische Methoden zur Gruppenvergleichung	Mixed-Design-MANOVA für Zeit- und Gruppeninteraktionen; Bonferroni-Korrektur.
	12b	Methoden für zusätzliche Analysen	Keine zusätzlichen Analysen gemeldet.
Ergebnisse	13a	Anzahl der randomisierten Teilnehmer pro Gruppe	Gruppe A: 20, Gruppe B: 20.
	13b	Zahl der Ausfälle und Gründe	Keine gemeldeten Ausfälle.
	14a	Zeitraum der Rekrutierung und Nachbeobachtung	Rekrutierung: Dezember 2018 bis April 2019; Nachbeobachtung: 8 Wochen.
	14b	Warum die Studie endete oder gestoppt wurde	Keine vorzeitige Beendigung.
	15	Patientencharakteristika zu Studienbeginn	Alters- und Geschlechtsverteilung ähnlich in beiden Gruppen (siehe Tabelle).
	16	Anzahl der analysierten Teilnehmer	Alle 40 randomisierten Teilnehmer wurden analysiert.
	17a	Ergebnisse für Endpunkte und geschätzte Effektgrößen	Signifikante Unterschiede zugunsten der Gruppe A bei VAS, THI und ROM.
	17b	Binäre Endpunkte	Nicht relevant.
	18	Zusätzliche Analysen	Keine zusätzlichen Analysen durchgeführt.

	19	Schäden	Keine gemeldeten unerwünschten Ereignisse.
Diskussion	20	Studienlimitierungen	Keine langfristige Nachverfolgung; keine Kontrollgruppe ohne Intervention; kein Placebo-Vergleich.
	21	Generalisierbarkeit	Ergebnisse gelten für CST-Patienten im Alter von 45–55 Jahren.
	22	Interpretation	PBMT + Übungen effektiver als PBMT allein; Ergebnisse stimmen mit früheren Studien überein.
Andere Informationen	23	Registrierung	ClinicalTrials.gov, NCT0464115.
	24	Protokoll	Nicht gemeldet.
	25	Finanzierung	Finanzierung durch Princess Nourah bint Abdulrahman University Researchers Supporting Project.

Tab 24: CONSORT 2010- Checkliste für die Studie "Fobbe et al., 2022", (eigene Darstellung 2024)

Abschnitt/Thema	Nummer	Beschreibung	Ausgefüllte Informationen
Titel und Zusammenfassung	1a	Kennzeichnung im Titel als randomisierte Studie	Im Titel als "prospektive randomisierte Studie" angegeben.
	1b	Strukturierte Zusammenfassung von Studiendesign, Methoden, Resultaten und Schlussfolgerungen	Strukturierte Zusammenfassung vorhanden, beschreibt Studiendesign, Methoden, Ergebnisse und Schlussfolgerungen.
Einleitung	2a	Wissenschaftlicher Hintergrund und Begründung der Studie	Hintergrund: Zusammenhang zwischen muskulären Verspannungen und Tinnitus untersucht. Ziel: Effektivität der manuellen Therapie.
	2b	Genaue Fragestellung oder Hypothesen	Hypothese: Manuelle Therapie verbessert Tinnitus- und Schwindelsymptomatik signifikant.
Methoden	3a	Beschreibung des Studiendesigns	Prospektive, randomisierte klinische Studie.

	3b	Wichtige Änderungen der Methoden nach Studienbeginn	Keine Änderungen gemeldet.
	4a	Eignungskriterien der Probanden/Patienten	Erwachsene mit Tinnitus und HWS-Beschwerden, ohne Operationen oder Verletzungen an Hals oder Ohr.
	4b	Umgebung und Ort der Studiendurchführung	Medizinische Hochschule Hannover, Deutschland.
	5	Durchgeführte Interventionen in jeder Gruppe	Interventionsgruppe: Manuelle Therapie; Kontrollgruppe: Warteliste.
	6a	Vollständig definierte, primäre und sekundäre Endpunkte	Primäre Endpunkte: THI und DHI; Sekundärer Endpunkt: Veränderung des Muskeltonus.
	6b	Änderungen der Endpunkte nach Studienbeginn	Keine Änderungen gemeldet.
	7a	Wie wurde die Fallzahl berechnet?	Berechnet mit G*Power: 40 Teilnehmer pro Gruppe unter Berücksichtigung von Dropouts.
	7b	Erklärung aller Zwischenanalysen und Abbruchkriterien	Keine Zwischenanalysen oder Abbruchkriterien gemeldet.
Randomisierung	8a	Methode zur Generierung der Zufallszuteilung	Zufällige Zuordnung durch verschlossene Umschläge.
	8b	Art der Randomisierung	Blockrandomisierung (1:1).
	9	Mechanismen zur Geheimhaltung der Behandlungsfolge	Versiegelte, nummerierte, undurchsichtige Umschläge.
	10	Durchführung der Randomisierung	Randomisierung durch unabhängige Mitarbeiter durchgeführt.
	11a	Wer war verblindet?	Verblindung der Physiotherapeuten; Teilnehmer und Untersucher waren nicht verblindet.
	11b	Beschreibung der Ähnlichkeit der Interventionen	Interventionsgruppe erhielt manuelle Therapie, Kontrollgruppe wartete.
	12a	Statistische Methoden zur Gruppenvergleichung	Mann-Whitney-U-Test und Wilcoxon-Test für Gruppen- und Zeitvergleichungen.
	12b	Methoden für zusätzliche Analysen	Keine zusätzlichen Analysen gemeldet.
Ergebnisse	13a	Anzahl der randomisierten Teilnehmer pro Gruppe	Interventionsgruppe: 37, Kontrollgruppe: 33.

	13b	Zahl der Ausfälle und Gründe	Dropouts aufgrund der Corona-Pandemie (Angst vor Infektion).
	14a	Zeitraum der Rekrutierung und Nachbeobachtung	Rekrutierung: Mai 2020 bis Februar 2021; Nachbeobachtung: 6 Wochen.
	14b	Warum die Studie endete oder gestoppt wurde	Planmäßiges Ende der Studie.
	15	Patientencharakteristika zu Studienbeginn	Gruppen waren in Alter, Geschlecht, Tinnitusdauer und -lokalisation ähnlich.
	16	Anzahl der analysierten Teilnehmer	Interventionsgruppe: 37, Kontrollgruppe: 33.
	17a	Ergebnisse für Endpunkte und geschätzte Effektgrößen	Signifikante Verbesserung des THI und DHI in der Interventionsgruppe.
	17b	Binäre Endpunkte	Nicht relevant.
	18	Zusätzliche Analysen	Keine zusätzlichen Analysen durchgeführt.
	19	Schäden	Keine gemeldeten unerwünschten Ereignisse.
Diskussion	20	Studienlimitierungen	Fehlende Placebo-Kontrollgruppe, fehlende Verblindung der Teilnehmer und Untersucher.
	21	Generalisierbarkeit	Ergebnisse gelten für Patienten mit CST und HWS-Beschwerden.
	22	Interpretation	Manuelle Therapie wirksam bei CST und assoziierten Beschwerden.
Andere Informationen	23	Registrierung	Ethikkommission MHH, Nr. 9111_BO_S_2020.
	24	Protokoll	Nicht gemeldet.
	25	Finanzierung	Open Access Funding durch Projekt DEAL.

Tab 25: CONSORT 2010- Checkliste für die Studie "Michiels et al., 2016",(eigene Darstellung 2024)

Abschnitt/Thema	Nummer	Beschreibung	Ausgefüllte Informationen
Titel und Zusammenfassung	1a	Kennzeichnung im Titel als randomisierte Studie	Im Titel als "randomisierte kontrollierte Studie" angegeben.
	1b	Strukturierte Zusammenfassung von Studiendesign,	Strukturierte Zusammenfassung vorhanden. Beschreibt Design, Methoden,

		Methoden, Resultaten und Schlussfolgerungen	Ergebnisse und Schlussfolgerungen.
Einleitung	2a	Wissenschaftlicher Hintergrund und Begründung der Studie	Hintergrund: Zusammenhang zwischen Halswirbelsäule und Tinnitus. Ziel: Wirkung zervikaler Physiotherapie.
	2b	Genaue Fragestellung oder Hypothesen	Hypothese: Zervikale Physiotherapie reduziert subjektive Tinnitusbeschwerden bei CST-Patienten.
Methoden	3a	Beschreibung des Studiendesigns	Randomisierte, kontrollierte Studie mit verzögertem Start.
	3b	Wichtige Änderungen der Methoden nach Studienbeginn	Keine Änderungen gemeldet.
	4a	Eignungskriterien der Probanden/Patienten	Erwachsene mit chronischem Tinnitus (TFI: 25-90), NBQ >14, keine objektiven Tinnitusursachen.
	4b	Umgebung und Ort der Studiendurchführung	Universitätsklinikum Antwerpen, tertiäre Tinnitus-Klinik.
	5	Durchgeführte Interventionen in jeder Gruppe	Sofortstartgruppe: Physiotherapie 6 Wochen. Verzögerungsstartgruppe: Warteliste, dann Physiotherapie.
	6a	Vollständig definierte, primäre und sekundäre Endpunkte	Primärer Endpunkt: TFI. Sekundäre Endpunkte: NBQ, GPE.
	6b	Änderungen der Endpunkte nach Studienbeginn	Keine Änderungen gemeldet.
	7a	Wie wurde die Fallzahl berechnet?	Berechnung basierte auf Pilotdaten, Ziel: 40 Teilnehmer.
	7b	Erklärung aller Zwischenanalysen und Abbruchkriterien	Keine Zwischenanalysen oder Abbruchkriterien gemeldet.
Randomisierung	8a	Methode zur Generierung der Zufallszuteilung	Blockrandomisierung mit variablen Blocklängen.
	8b	Art der Randomisierung	Zufallszahlen generiert mit Microsoft Excel.
	9	Mechanismen zur Geheimhaltung der Behandlungsfolge	Verdeckte Randomisierungsliste verwendet.
	10	Durchführung der Randomisierung	Randomisierung nach Ausgangsmessungen durchgeführt.

	11a	Wer war verblindet?	Verblindung der Therapeuten und des Untersuchers.
	11b	Beschreibung der Ähnlichkeit der Interventionen	Kontrollgruppe erhielt zervikale Physiotherapie nach Wartezeit.
	12a	Statistische Methoden zur Gruppenvergleichung	Zwei-Wege-ANOVA, t-Tests, Chi-Quadrat-Tests.
	12b	Methoden für zusätzliche Analysen	Keine zusätzlichen Analysen gemeldet.
Ergebnisse	13a	Anzahl der randomisierten Teilnehmer pro Gruppe	Sofortstartgruppe: 19, Verzögerungsstartgruppe: 19.
	13b	Zahl der Ausfälle und Gründe	Zwei Patienten lehnten nach Randomisierung die Therapie ab.
	14a	Zeitraum der Rekrutierung und Nachbeobachtung	Rekrutierung und Nachbeobachtung: ein Jahr.
	14b	Warum die Studie endete oder gestoppt wurde	Planmäßiges Ende nach Studienzeitraum.
	15	Patientencharakteristika zu Studienbeginn	Tabelle mit demografischen und klinischen Daten vorhanden.
	16	Anzahl der analysierten Teilnehmer	Sofortstartgruppe: 19, Verzögerungsstartgruppe: 19.
	17a	Ergebnisse für Endpunkte und geschätzte Effektgrößen	TFI: Signifikante Verbesserung nach Behandlung.
	17b	Binäre Endpunkte	GPE: 53% Verbesserung nach Behandlung, 24% nach Nachbeobachtung.
	18	Zusätzliche Analysen	Keine zusätzlichen Analysen durchgeführt.
	19	Schäden	Keine unerwünschten Ereignisse gemeldet.
Diskussion	20	Studienlimitierungen	Begrenzte Stichprobengröße, keine Placebo-Kontrollgruppe, kurze Nachbeobachtung.
	21	Generalisierbarkeit	Ergebnisse gelten für CST-Patienten.
	22	Interpretation	Physiotherapie wirksam bei CST. Weitere Forschung empfohlen.
Andere Informationen	23	Registrierung	ClinicalTrials.gov, NCT02016313.
	24	Protokoll	Protokoll nicht gemeldet.
	25	Finanzierung	Forschungsstipendium der Universität Antwerpen.

Tab 26: COSORT 2010 -Checkliste für die Studie „Plaza- Monzano et.al.,2022“,(eigene Darstellung 2024)

Abschnitt/Thema	Nummer	Beschreibung	Ausgefüllte Informationen
Titel und Zusammenfassung			
Kennzeichnung im Titel	1a	Kennzeichnung im Titel als randomisierte Studie	Der Titel weist klar darauf hin, dass es sich um eine randomisierte klinische Studie handelt.
Strukturierte Zusammenfassung	1b	Strukturierte Zusammenfassung von Studiendesign, Methoden, Resultaten und Schlussfolgerungen	Zusammenfassung enthält Studiendesign, Interventionen, Endpunkte und Hauptergebnisse.
Einleitung			
Hintergrund und Ziele	2a	Wissenschaftlicher Hintergrund und Begründung der Studie	Ziel: Diese Studie untersucht den Einfluss klinischer, psychologischer und psychophysikalischer Variablen auf die Behandlungsergebnisse von Tinnitus im Zusammenhang mit TMD.
Fragestellung oder Hypothesen	2b	Genaue Fragestellung oder Hypothesen	Hypothese: Höhere Tinnitus-Schwere zu Studienbeginn sagt bessere Behandlungsergebnisse voraus.
Methoden			
Studiendesign	3a	Beschreibung des Studiendesigns (z.B. parallel, faktoriell), einschließlich Zuteilungsverhältnis	Parallelgruppen-RCT mit 1:1 Randomisierung.
Änderungen der Methoden	3b	Wichtige Änderungen der Methoden nach Studienbeginn mit Gründen	Keine Änderungen berichtet.
Probanden/Patienten	4a	Eignungskriterien der Probanden/Patienten	Eingeschlossen: TMD-assoziierter Tinnitus, Alter 18–65 Jahre. Ausgeschlossen: Neurologische Pathologien, vorherige Physiotherapie.

Umgebung und Ort	4b	Umgebung und Ort der Studiendurchführung	Durchführungsort Universitätsklinikum Antwerpen, Belgien
Intervention/Behandlung	5	Durchgeführte Interventionen in jeder Gruppe mit präzisen Details	Experimentalgruppe: Manuelle Therapie + Übungen + Bildung. Kontrollgruppe: Übungen + Bildung.
Endpunkte	6a	Vollständig definierte, primäre und sekundäre Endpunkte	Primäre: Tinnitus-Schwere (VAS), Tinnitus-Handicap (THI). Sekundäre: Druckschmerzschwellen (PPT), Depressionslevel (BDI-II).
Änderungen der Endpunkte	6b	Änderungen der Endpunkte nach Studienbeginn mit Angabe der Gründe	Keine Änderungen berichtet.
Fallzahlbestimmung	7a	Wie wurde die Fallzahl berechnet?	Basierend auf erwarteten Änderungen der Tinnitus-Schwere bei 6-monatigem Follow-up.
Zwischenanalysen	7b	Falls zutreffend, Erklärung aller Zwischenanalysen und Abbruchkriterien	Keine Zwischenanalysen oder Abbruchkriterien berichtet.
Randomisierung			
Erzeugung der Behandlungsfolge	8a	Methode zur Generierung der Zufallszuteilung	Blockrandomisierung mit verdeckter Liste.
Art der Randomisierung	8b	Art der Randomisierung; Details jedweder Restriktionen	Blockbildung, variable Blockgröße.
Geheimhaltung der Behandlungsfolge	9	Mechanismen zur Geheimhaltung der Zuteilungssequenz	Verdeckte Randomisierungslisten verwendet.
Durchführung	10	Wer führte die Zufallszuteilung durch und wer teilte die Teilnehmer den Interventionen zu	Zufallszuteilung durch Studienleiter; Interventionen durch Therapeuten.
Verblindung	11a	Falls durchgeführt, wer war verblindet? (z.B. Teilnehmer, Ärzte, Therapeuten)	Untersucher und Therapeuten waren verblindet, Teilnehmer nicht.
Ähnlichkeit der Interventionen	11b	Falls relevant, Beschreibung der Ähnlichkeit der Interventionen	Übungen und Bildung in beiden Gruppen ähnlich; manuelle Therapie nur in der Experimentalgruppe.
Statistische Methoden			

Vergleich der Gruppen	12a	Statistische Methoden zum Vergleich der Gruppen hinsichtlich primärer und sekundärer Endpunkte	Multivariate Regressionsmodelle; Signifikanzniveau $p < 0{,}05$.
Zusätzliche Analysen	12b	Methoden für Subgruppenanalysen, adjustierte Analysen	Hierarchische Regressionsanalysen durchgeführt.
Ergebnisse			
Teilnehmerfluss	13a	Anzahl der Studienteilnehmer, die randomisiert zugeteilt wurden und analysiert wurden	61 Teilnehmer randomisiert; 56 in der finalen Analyse.
Ausschlüsse	13b	Zahl der Studienausscheider und Ausschlüsse nach Randomisierung	5 Teilnehmer schieden aus (Gründe dokumentiert).
Aufnahme/Rekrutierung	14a	Zeitraum der Rekrutierung und Nachbeobachtung	Rekrutierung über 12 Monate, Nachbeobachtung bis zu 6 Monate.
Studienende	14b	Warum die Studie endete oder gestoppt wurde	Geplantes Ende nach Abschluss der Nachbeobachtungen.
Patientencharakteristika zu Studienbeginn	15	Demographische und klinische Charakteristika für jede Gruppe	Baseline-Daten vergleichbar zwischen Gruppen; keine signifikanten Unterschiede.
Anzahl ausgewerteter Patienten	16	Anzahl der Teilnehmer in der Analyse und Vergleich zur ursprünglichen Zuteilung	56 von 61 eingeschlossenen Teilnehmern ausgewertet; entspricht 92 % Retentionsrate.
Ergebnisse und Schätzmethoden	17a	Ergebnisse für primäre und sekundäre Endpunkte	Verbesserungen der Tinnitus-Schwere und -Handicap in der Experimentalgruppe signifikant.
Effektgrößen	17b	Absolute und relative Effektgrößen	Effektgrößen für VAS und THI berichtet; relative Verbesserungen dargestellt.
Zusätzliche Analysen	18	Resultate von Subgruppenanalysen und adjustierten Analysen	Subgruppenanalysen für Geschlecht und Ausgangswerte durchgeführt.
Schaden	19	Wichtige Schäden (unerwünschte Wirkungen)	Keine schwerwiegenden unerwünschten Ereignisse gemeldet.
Diskussion			

Limitierungen	20	Studienlimitierungen und potentielle Verzerrungen	Kleine Stichprobe; keine langfristigen Daten über 6 Monate hinaus.
Generalisierbarkeit	21	Generalisierbarkeit (externe Validität, Anwendbarkeit) der Studienergebnisse	Ergebnisse auf ähnliche Populationen mit TMD-assoziiertem Tinnitus anwendbar.
Interpretation	22	Interpretation konsistent mit Ergebnissen, Abwägung des Nutzens und Schadens	Ergebnisse unterstützen den Einsatz manueller Therapie bei TMD-assoziiertem Tinnitus.
Andere Informationen			
Registrierung	23	Registrierungsnummer und Name des Studienregisters	ClinicalTrials.gov: NCT02850055
Protokoll	24	Wo das vollständige Protokoll eingesehen werden kann	Protokoll verfügbar auf Anfrage.
Finanzierung	25	Quellen der Finanzierung und anderer Unterstützung	Finanzierung durch Universitätsstipendium; keine Interessenkonflikte gemeldet.

Tab 27: CONSORT 2010- Checkliste für die Studie „Tutar et.al.,2020", (eigene Darstellung 2024)

Abschnitt/Thema	Nummer	Beschreibung	Ausgefüllte Informationen
Titel und Zusammenfassung	**1a**	Kennzeichnung im Titel als randomisierte Studie	Im Titel als "randomisierte kontrollierte Studie" angegeben.
	1b	Strukturierte Zusammenfassung von Studiendesign, Methoden, Resultaten und Schlussfolgerungen	Strukturierte Zusammenfassung vorhanden, beschreibt Design, Methoden und Ergebnisse.
Einleitung	**2a**	Wissenschaftlicher Hintergrund und Begründung der Studie	Hintergrund: TENS als potenzielles Therapieverfahren für Tinnitus untersucht.
	2b	Genaue Fragestellung oder Hypothesen	Hypothese: TENS reduziert subjektive Tinnitusbeschwerden und verbessert Lebensqualität.
Methoden	**3a**	Beschreibung des Studiendesigns	Prospektive, randomisierte, placebo-kontrollierte Studie mit drei Gruppen.

	3b	Wichtige Änderungen der Methoden nach Studienbeginn	Keine Änderungen gemeldet.
	4a	Eignungskriterien der Probanden/Patienten	Patienten mit chronischem subjektivem Tinnitus (>3 Monate), Alter: 18–65 Jahre.
	4b	Umgebung und Ort der Studiendurchführung	Klinik in der Türkei, prospektive Studie.
	5	Durchgeführte Interventionen in jeder Gruppe	Gruppe A: TENS an einem Ohr; Gruppe B: TENS an beiden Ohren; Gruppe C: Placebo.
	6a	Vollständig definierte, primäre und sekundäre Endpunkte	Primär: THI. Sekundär: DASS.
	6b	Änderungen der Endpunkte nach Studienbeginn	Keine Änderungen gemeldet.
	7a	Wie wurde die Fallzahl berechnet?	Fallzahl von 60 Patienten basierte auf vorherigen Studien zu TENS und Tinnitus.
	7b	Erklärung aller Zwischenanalysen und Abbruchkriterien	Keine Zwischenanalysen oder Abbruchkriterien gemeldet.
Randomisierung	**8a**	Methode zur Generierung der Zufallszuteilung	Computerisierte Randomisierung durch Zufallsgenerator.
	8b	Art der Randomisierung	Zufallszuteilung ohne Restriktionen.
	9	Mechanismen zur Geheimhaltung der Behandlungsfolge	Verschlossene Umschläge zur Sicherstellung der Verblindung.
	10	Durchführung der Randomisierung	Randomisierung durch einen unabhängigen Forscher nach Rekrutierung.
	11a	Wer war verblindet?	Probanden verblindet; Behandler nicht verblindet.
	11b	Beschreibung der Ähnlichkeit der Interventionen	Placebo-Gruppe erhielt keine elektrische Stimulation, sonst identische Bedingungen.
	12a	Statistische Methoden zur Gruppenvergleichung	Einweg-ANOVA, Post-hoc-Tukey-Tests.
	12b	Methoden für zusätzliche Analysen	Keine zusätzlichen Analysen durchgeführt.
Ergebnisse	**13a**	Anzahl der randomisierten Teilnehmer pro Gruppe	Gruppe A: 20, Gruppe B: 20, Gruppe C: 20.
	13b	Zahl der Ausfälle und Gründe	Keine Dropouts gemeldet.

	14a	Zeitraum der Rekrutierung und Nachbeobachtung	Rekrutierung und Nachbeobachtung: Januar–Dezember 2018.
	14b	Warum die Studie endete oder gestoppt wurde	Planmäßiges Ende nach Studienzeitraum.
	15	Patientencharakteristika zu Studienbeginn	Tabelle mit demografischen und klinischen Daten vorhanden.
	16	Anzahl der analysierten Teilnehmer	Alle 60 randomisierten Teilnehmer wurden analysiert.
	17a	Ergebnisse für Endpunkte und geschätzte Effektgrößen	THI-Score: Signifikante Verbesserung in Gruppen A und B.
	17b	Binäre Endpunkte	Responder-Rate basierend auf THI >10 Punkte Verbesserung.
	18	Zusätzliche Analysen	Keine zusätzlichen Analysen durchgeführt.
	19	Schäden	Keine unerwünschten Ereignisse gemeldet.
Diskussion	**20**	Studienlimitierungen	Keine Langzeitdaten, fehlende Doppelverblindung, kleine Stichprobengröße.
	21	Generalisierbarkeit	Ergebnisse möglicherweise eingeschränkt auf ähnliche Populationen.
	22	Interpretation	TENS hat therapeutische Wirkung und Placebo-Effekt, weitere Forschung notwendig.
Andere Informationen	**23**	Registrierung	Nicht gemeldet.
	24	Protokoll	Protokoll nicht verfügbar.
	25	Finanzierung	Keine Finanzierung gemeldet.

Tab 28: CONSORT 2010- Checkliste für die Studie "Van der Wal et al., 2020",(eigene Darstellung 2024)

Abschnitt/Thema	Nummer	Beschreibung	Ausgefüllte Informationen
Titel und Zusammenfassung	**1a**	Kennzeichnung im Titel als randomisierte Studie	Im Titel als "randomisierte kontrollierte Studie" angegeben.
	1b	Strukturierte Zusammenfassung von Studiendesign,	Strukturierte Zusammenfassung vorhanden, beschreibt

		Methoden, Resultaten und Schlussfolgerungen	Design, Methoden und Ergebnisse.
Einleitung	**2a**	Wissenschaftlicher Hintergrund und Begründung der Studie	Hintergrund: Zusammenhang zwischen TMD und Tinnitus untersucht.
	2b	Genaue Fragestellung oder Hypothesen	Hypothese: Orofaciale Behandlung reduziert Tinnitusbeschwerden.
Methoden	**3a**	Beschreibung des Studiendesigns	Randomisierte kontrollierte Studie mit verzögertem Behandlungsdesign.
	3b	Wichtige Änderungen der Methoden nach Studienbeginn	Keine Änderungen gemeldet.
	4a	Eignungskriterien der Probanden/Patienten	Patienten mit TMD und moderatem bis schwerem Tinnitus (TFI 25-90 Punkte).
	4b	Umgebung und Ort der Studiendurchführung	Tertiäre Tinnitusklinik, Universitätskrankenhaus Antwerpen, Belgien.
	5	Durchgeführte Interventionen in jeder Gruppe	Frühstartgruppe: Sofortige Behandlung; Verzögerungsstartgruppe: Behandlung nach 9 Wochen.
	6a	Vollständig definierte, primäre und sekundäre Endpunkte	Primär: TQ. Sekundär: TFI.
	6b	Änderungen der Endpunkte nach Studienbeginn	Keine Änderungen gemeldet.
	7a	Wie wurde die Fallzahl berechnet?	Basierend auf 80% Power und 8.72 Punkten als klinisch relevante Veränderung im TQ.
	7b	Erklärung aller Zwischenanalysen und Abbruchkriterien	Keine Zwischenanalysen oder Abbruchkriterien gemeldet.
Randomisierung	**8a**	Methode zur Generierung der Zufallszuteilung	Blockrandomisierung mit variabler Blocklänge, generiert in Excel.
	8b	Art der Randomisierung	Zufällige 1:1-Zuweisung.
	9	Mechanismen zur Geheimhaltung der Behandlungsfolge	Verdeckte Randomisierung durch unabhängige Liste.
	10	Durchführung der Randomisierung	Unabhängiger Forscher nach Baseline-Messungen.
	11a	Wer war verblindet?	Behandler verblindet; Patienten nicht verblindet.

	11b	Beschreibung der Ähnlichkeit der Interventionen	Gleiche Behandlung in beiden Gruppen nach Verzögerungszeitraum.
	12a	Statistische Methoden zur Gruppenvergleichung	Mann-Whitney-U-Test, unabhängiger t-Test.
	12b	Methoden für zusätzliche Analysen	Zusätzliche Analysen zur klinischen Relevanz von TQ und TFI.
Ergebnisse	**13a**	Anzahl der randomisierten Teilnehmer pro Gruppe	Frühstartgruppe: 40, Verzögerungsstartgruppe: 40.
	13b	Zahl der Ausfälle und Gründe	Frühstartgruppe: 3 Dropouts; Verzögerungsstartgruppe: 2 Dropouts.
	14a	Zeitraum der Rekrutierung und Nachbeobachtung	Januar 2017 bis Dezember 2018.
	14b	Warum die Studie endete oder gestoppt wurde	Planmäßiges Ende nach Studienzeitraum.
	15	Patientencharakteristika zu Studienbeginn	Tabelle mit demografischen und klinischen Daten vorhanden.
	16	Anzahl der analysierten Teilnehmer	Frühstartgruppe: 37, Verzögerungsstartgruppe: 38.
	17a	Ergebnisse für Endpunkte und geschätzte Effektgrößen	Signifikante Verbesserungen im TFI in beiden Gruppen.
	17b	Binäre Endpunkte	Anteil der Patienten mit klinisch relevanten Verbesserungen gemeldet.
	18	Zusätzliche Analysen	Keine weiteren Analysen berichtet.
	19	Schäden	Keine unerwünschten Ereignisse gemeldet.
Diskussion	**20**	Studienlimitierungen	Keine Vergleichsgruppe, Verzögerungsdesign begrenzt Aussagekraft.
	21	Generalisierbarkeit	Ergebnisse gelten für tertiäre Tinnituspopulationen.
	22	Interpretation	Orofaciale Behandlung reduziert Tinnitusbeschwerden, weitere Studien notwendig.
Andere Informationen	**23**	Registrierung	ClinicalTrials.gov, NCT03209297.
	24	Protokoll	Veröffentlicht.
	25	Finanzierung	Forschungsstipendium von Fonds voor wetenschappelijk

			onderzoek Vlaanderen (FWO).

Tab 29: CONSORT 2010- Checkliste für die Studie „Zhe Yu et.al.,2024",(eigene Darstellung 2024)

Abschnitt/Thema	Nummer	Beschreibung	Erfassung in der Studie
Titel und Zusammenfassung			
Titel und Zusammenfassung	1a	Kennzeichnung im Titel als randomisierte Studie	Ja, der Titel bezeichnet die Studie als randomisiert.
	1b	Strukturierte Zusammenfassung von Studiendesign, Methoden, Resultaten und Schlussfolgerungen	Ja, die Zusammenfassung ist strukturiert und gibt die wichtigsten Aspekte der Studie wieder.
Einleitung			
Hintergrund und Ziele	2a	Wissenschaftlicher Hintergrund und Begründung der Studie	Ausführlich dargelegt, insbesondere zur Pathogenese von somatosensorischem Tinnitus.
	2b	Genaue Fragestellung oder Hypothesen	Ja, die Fragestellung und die Zielsetzung werden klar definiert.
Methoden			
Studiendesign	3a	Beschreibung des Studiendesigns, einschließlich Zuteilungsverhältnis	Randomisierte kontrollierte Studie mit Sofort- und Spätstartgruppen (1:1 Verhältnis).
	3b	Wichtige Änderungen der Methoden nach Studienbeginn mit Gründen	Keine Änderungen angegeben.
Probanden/Patienten	4a	Eignungskriterien der Probanden/Patienten	Klar definiert, inklusive Ein- und Ausschlusskriterien.
	4b	Umgebung und Ort der Studiendurchführung	Durchgeführt im Krankenhaus der Fudan University.
Intervention/Behandlung	5	Durchgeführte Interventionen in jeder Gruppe mit Details	Physiotherapie mit detaillierter Beschreibung der Übungen.
Endpunkte	6a	Vollständig definierte, primäre und sekundäre Endpunkte	VAS, THI und NPRS als Hauptendpunkte klar definiert.
	6b	Änderungen der Endpunkte nach	Keine Änderungen gemeldet.

		Studienbeginn mit Angabe der Gründe	
Fallzahlbestimmung	7a	Wie wurde die Fallzahl berechnet?	Nicht angegeben.
	7b	Zwischenanalysen und Abbruchkriterien	Nicht relevant.
Randomisierung			
Erzeugung der Behandlungsfolge	8a	Methode zur Generierung der Zufallszuteilung	Computergenerierte Randomisierung.
	8b	Art der Randomisierung; Details jedweder Restriktionen	Keine Restriktionen angegeben.
Mechanismen der Geheimhaltung der Behandlungsfolge	9	Mechanismen zur Umsetzung der Zuteilungssequenz	Verdeckte Zuteilung durch einen externen Forscher.
Durchführung	10	Wer führte die Zufallszuteilung durch, wer nahm Teilnehmer auf?	Externer Forscher führte die Randomisierung durch.
Verblindung	11a	Falls durchgeführt, wer war verblindet?	Beurteiler waren verblindet. Probanden nicht verblindet
	11b	Beschreibung der Ähnlichkeit der Interventionen	Nicht zutreffend, da keine Placebogruppe.
Statistische Methoden	12a	Statistische Methoden für primäre und sekundäre Endpunkte	T-Tests und Mann-Whitney-U-Tests.
	12b	Methoden für zusätzliche Analysen	Regressionen zur Identifikation prognostischer Indikatoren.
Ergebnisse			
Ein- und Ausschlüsse	13a	Anzahl der Studienteilnehmer in jeder Gruppe	Ja, angegeben (n = 43; Sofortstart: n = 20, Spätstart: n = 23).
	13b	Zahl der Studienausscheider mit Gründen	Ja, drei Teilnehmer konnten nicht kontaktiert werden.
Aufnahme/Rekrutierung	14a	Zeitraum der Rekrutierung und Nachbeobachtung	Februar bis Mai 2019.
	14b	Warum die Studie endete oder gestoppt wurde	Nicht zutreffend.
Patientencharakteristika zu Studienbeginn	15	Tabelle demographischer und klinischer Charakteristika	Ja, detaillierte Tabelle vorhanden.

Anzahl der ausgewerteten Probanden/Patienten	16	Anzahl der Teilnehmer in der Analyse	Alle verbliebenen Teilnehmer analysiert.
Ergebnisse und Schätzmethoden	17a	Ergebnisse für jede Gruppe und geschätzte Effektgröße	Ja, Ergebnisse mit Konfidenzintervallen angegeben.
	17b	Absolute und relative Effektgrößen	Relative Effektgrößen nicht angegeben.
Zusätzliche Analysen	18	Ergebnisse von Subgruppen- und adjustierten Analysen	Ja, Subgruppenanalysen durchgeführt.
Schaden	19	Alle wichtigen Schäden (unerwünschte Wirkungen)	Nicht gemeldet.
Diskussion			
Limitierungen	20	Studienlimitierungen mit Angabe zu potentieller Verzerrung	Ja, kleine Stichprobengröße als Hauptlimitation genannt.
Generalisierbarkeit	21	Generalisierbarkeit (externe Validität)	Diskussion der Ergebnisse und deren Relevanz für eine breitere Population vorhanden.
Interpretation	22	Interpretation konsistent mit den Ergebnissen	Ja, konsistente Interpretation.
Andere Information			
Registrierung	23	Registrierungsnummer und Name des Studienregisters	ChiCTR1900020746.
Protokoll	24	Wo das Protokoll eingesehen werden kann	Nicht angegeben.
Finanzierung	25	Quellen der Finanzierung	Ja, umfassende Beschreibung der Finanzierung und der beteiligten Institutionen.

Ergebnisse der Einzelstudien (Tabellen 30–62)

Die folgenden Beschreibungen und Tabellen (30–62) ergänzen Abschnitt **5.5.2 Ergebnisse der Einzelstudien**. Sie bieten eine detaillierte Darstellung der zehn ausgewählten randomisierten kontrollierten Studien (RCTs), einschließlich der demografischen Merkmale der Teilnehmer*innen sowie aller primären und sekundären Outcomes. Diese strukturierte Darstellung fördert eine klare und transparente Übersicht der Studienergebnisse.

5.5.2.1 **Atan et al.,2020**

Demografische Merkmale der Teilnehmer*innen: Beide Gruppen waren hinsichtlich Alter, Geschlecht und anderer demografischer Variablen homogen verteilt, was die Vergleichbarkeit der Gruppen und die interne Validität der Ergebnisse sichert, siehe Tab 30.

Tab 30: Demografische Merkmale der Teilnehmer*innen (eigene Darstellung 2024)

Merkmal	KT (Kinesiotaping)-Gruppe (n=15)	Kontrollgruppe (ST= Scheintaping) (n=15)	p-Wert
Geschlecht (m/w)	7/8	6/9	0,713
Alter (Mittelwert ± SD)	44,67 ± 11,26	49,80 ± 11,04	0,218
BMI (Mittelwert ± SD)	27,46 ± 3,50	29,61 ± 4,88	0,179
Symptomdauer (Monate)	11,53 ± 8,33	10,06 ± 5,18	0,325
Symptomfrequenz (Tage/W)	6,73 ± 1,03	6,53 ± 0,99	0,593
Tinnitus-Lokalisation	9/6	4/11	0.965

Ergebnisse

□ Primäre Outcomes

Tinnitus-Schweregrad (VAS): Die KT-Gruppe (Kinesio-Taping) zeigte eine signifikante Reduktion des Tinnitus-Schweregrads (VAS), während in der ST-Gruppe (Schein

Taping) keine signifikanten Veränderungen beobachtet wurden. Dies deutet auf die Wirksamkeit von KT zur Reduktion der Tinnitus-Lautstärke hin, siehe Tab 31.

Tab 31: Veränderung im Tinnitus-Schwergrad (VAS) und Behinderung (eigene Darstellung 2024)

Zeitpunkt	KT-Gruppe (Mittelwert ± SD)	Kontrollgruppe (Mittelwert ± SD)	p-Wert
Ausgangswert	7,47 ± 1,24	7,13 ± 2,26	0,108

Nach 4 Wochen	5,07 ± 1,33	6,58 ± 1,88	<0,001*

□ Sekundäre Outcomes

(A) Tinnitus-Handicap-Index (THI): Die KT-Gruppe zeigte signifikante Verbesserungen in der funktionalen Subskala des THI, was auf eine Reduktion, der durch Tinnitus verursachten, funktionalen Beeinträchtigungen hinweist, siehe Tab 32.

Tab 32: Tinnitus-Handicap-Index (THI) (eigene Darstellung 2024)

Subskala	**Zeitpunkt**	**KT-Gruppe (Mittelwert ± SD)**	**ST-Gruppe (Mittelwert ± SD)**	**Δ innerhalb der Gruppe**	**p-Wert**
Funktional	Grundlinie	65,73 ± 10,84	61,06 ± 17,72	-	-
	Nach 4 Wochen	52,67 ± 13,02	59,33 ± 17,80	-13,06 ± 6,80	0,001

(B) Nackenschmerzen und Behinderung (VAS): Die KT-Gruppe zeigte eine signifikante Reduktion der Nackenschmerzen, siehe Tab 33.

Tab 33: Zevikale Schmerzen (VAS), (eigene Darstellung 2024)

Zeitpunkt	**KT-Gruppe (Mittelwert ± SD)**	**ST-Gruppe (Mittelwert ± SD)**	**Δ innerhalb der Gruppe**	**p-Wert**
Grundlinie	6,20 ± 1,52	6,67 ± 1,44	-	-
Nach 4 Wochen	3,67 ± 1,75	6,13 ± 1,68	-2,53 ± 1,20	0,001

(C) Neck Disability Index (NDI): Die KT-Gruppe zeigte eine signifikante Verbesserung der Nackenfunktion, was die Effektivität von KT zur Reduktion von Behinderungen im Zusammenhang mit Nackenbeschwerden unterstreicht, siehe Tabelle 34.

Tab 34: Nackenbehinderung-Index (eigene Darstellung 2024)

Zeitpunkt	**KT-Gruppe (Mittelwert ± SD)**	**ST-Gruppe (Mittelwert ± SD)**	**Δ innerhalb der Gruppe**	**p-Wert**

Grundlinie	19,53 ± 6,62	23,47 ± 5,33	-	-
Nach 4 Wochen	12,80 ± 5,08	23,47 ± 5,46	-6,73 ± 3,45	0,001

□ Statistische Ergebnisse und Effektstärken:

Tab 35: Statistische Ergebnisse und Effektstärken (eigene Darstellung 2024)

Outcome	Effektstärke (Cohen's d)	p-Wert
Tinnitus-Schweregrad (VAS)	1,03	<0,001
THI	0,89	<0,001
Nackenschmerzen (VAS)	0,97	<0,001
NDI	0,84	<0,001

5.5.2.2 **Aydoğan et al., 2022**

Demografische Merkmale der Teilnehmer*innen: Die beiden Gruppen waren hinsichtlich Alter und Geschlechterverteilung ähnlich verteilt. Der p-Wert > 0,05 zeigt keine statistisch signifikanten Unterschiede zwischen den Gruppen, siehe Tab 36.

Tab 36: Demografische Merkmale der Teilnehmer*innen (eigene Darstellung 2024)

Variable	Kontrollgruppe Mean ± SD	TENS-Gruppe Mittlerer ± SD	p-Wert
Alter (Jahr)	40,08 ± 11,76	38,58 ± 8,97	0,43
Geschlecht, n (%)			
Weiblich	13 (56,5 %)	15 (65,2 %)	0,69
Männlich	10 (43,4 %)	8 (34,7 %)	0,58

SD: Standardabweichung; Chisquare-Test; p > 0,05

Ergebnisse

□ Primäre Outcomes

(a) Veränderungen im Tinnitus-Schweregrad (dB) und VAS: Die TENS-Gruppe zeigte signifikante Verbesserungen in den primären Outcomes, insbesondere bei Tinnitus-Schweregrad, VAS-Lautstärke und VAS-Belästigung ($p < 0,05$). In der Kontrollgruppe wurden keine signifikanten Veränderungen festgestellt, siehe Tab 37.

Tab 37: Veränderungen im Tinnitus-Schweregrad (dB) und VAS (eigene Darstellung 2024)

Bewert-ung	**Zeit-punkt**	**TENS-Gruppe (vorher)**	**TENS-Gruppe (nach-her)**	**p-Wert**	**Kontroll-gruppe (vorher)**	**Kontroll-gruppe (nachher)**	**p-Wert**	**Inter-gruppen-Mittelwert ± SD**	**p-Wert**
Tinnitus-Schweregrad	Grund-linie	54,86 ± 13,44	-	-	55,08 ± 14,26	-	-	−9,04 ± 2,08	0,138
	Nach 4 Wochen	-	42,60 ± 18,16	0,003	-	55,26 ± 14,16	0,400	−7,24 ± 2,78	
VAS-Laut-stärke	Grund-linie	6,34 ± 1,89	-	-	6,04 ± 2,09	-	-	2,57 ± 1,03	0,005
	Nach 4 Wochen	-	3,34 ± 2,36	0,001	-	6,00 ± 1,40	0,800	1,27 ± 1,46	
VAS-Belästig-ung	Grund-linie	6,30 ± 1,86	-	-	5,95 ± 1,32	-	-	2,70 ±- 1,75	0,047
	Nach 4 Wochen	-	3,21 ± 2,25	0,001	-	5,64 ± 1,44	0,070	1,53 ± 1,96	

(B) Veränderungen in THI-Scores: Besonders die emotionalen und Gesamtwerte des THI verbesserten sich signifikant in der TENS-Gruppe. Dies deutet auf eine Reduktion, der durch Tinnitus verursachten, emotionalen Belastung hin, siehe Tab 38.

Tab 38: Veränderungen in THI-Scores (eigene Darstellung 2024)

Bewer-tung	Zeit-punkt	TENS-Gruppe (vorher)	TENS-Gruppe (nach-her)	p-Wert	Kontroll-gruppe (vorher)	Kontroll-gruppe (nachher)	p-Wert	Inter-gruppen-Mittelwert ± SD	p-Wert
THI-Funktional	Grund-linie	19,56± 12,29	-	-	22,17± 3,24	-	-	−7,08 ± 5,48	0,12
	Nach 4 Wochen	-	14,13 ± 10,63	0,050	-	21,07 ± 4,06	0,500	−10,17 ± 9,8	
THI-Emotional	Grundlinie	14,45± 6,26	-	-	17,50± 7,30	-	-	−8,23 ± 7,61	0,4
	Nach 4 Wochen	-	5,27± 4,67	0,005	-	16,05 ± 5,38	0,200	−4,98 ± 5,96	
THI-Katastrophe	Grund-linie	4,06± 5,69	-	-	10,80± 5,12	-	-	−2,58 ± 4,30	0,87
	Nach 4 Wochen	-	3,02± 3,81	0,060	-	10,64 ± 5,34	0,900	−2,9 ± 3,18	
THI-Gesamt-punktzahl	Grund-linie	38,78± 23,50	-	-	50,15± 13,45	-	-	−15,41 ± 12,40	0,03
	Nach 4 Wochen	-	22,69 ± 18,83	0,001	-	48,35 ± 23,79	0,600	−12,3 ± 15,17	

□ Sekundäre Outcomes(c)

Veränderungen in SF-36 Subskalen: Die TENS-Gruppe zeigte Verbesserungen in mehreren Lebensqualitätsaspekten, insbesondere bei körperlicher Funktion und Vitalität. Die Kontrollgruppe wies keine signifikanten Änderungen auf, siehe Tab 39.

Tab 39: Veränderungen in SF-36 Subskalen (eigene Darstellung 2024)

SF-36 Sub-domain	**Zeit-punkt**	**TENS-Gruppe (vorher)**	**TENS Gruppe (nach-her)**	**p-Wert**	**Kontrol l -gruppe (vorher)**	**Kontrol l-gruppe (nach-her)**	**p-Wert**	**Inter-gruppen-mittel-wert± SD**	**p-Wert**
Körperliche Funktion	Grund-linie	84,56± 18,83	88,04 ± 14,59	0,008	78,69 ± 26,11	72,17± 21,28	0,834	6,17± 7,60	0,05
Schmerz	Grund-linie	49,56± 18,44	55,73 ± 16,04	0,003	69,26 ± 27,20	72,05± 24,20	0,291	9,76± 11,85	0,05
Allgemeine Gesundheit	Grund-linie	64,65± 18,44	69,30 ± 16,26	0,002	59,34 ± 16,54	63,62± 23,40	0,232	40,35± 134,09	0,199
Vitalität	Grund-linie	49,78± 16,05	53,91 ± 14,45	0,015	56,08 ± 26,20	55,08± 26,84	0,769	24,41± 8,31	0,855
Soziale Funktion	Grund-linie	58,26± 23,22	61,17 ± 22,78	0,050	79,89 ± 23,58	77,12± 64,55	0,567	0,55± 1,50	0,91
Emotionale Rolle	Grund-linie	69,56 ± 36,12	79,70 ± 31,37	0,047	65,70 ± 41,62	76,81± 29,11	0,057		

5.5.2.3 **Delgado de la Serna et al., 2020**

Demografische Daten der Teilnehmer*innen: Beide Gruppen waren hinsichtlich Geschlechtes, Alter und Dauer der Tinnitus-Symptome ähnlich verteilt, siehe Tab 40.

Tab 40: Demografische Daten der Teilnehmer*innen (eigene Darstellung 2024)

Variable	Bewegung + Bildung (N = 30)	Bewegung + Bildung + Manuelle Therapie (N = 31)
Geschlecht (männlich/weiblich)	13/17	12/19
Alter (Jahre)	44,0 ± 10,5 (42,1 bis 46,9)	42,5 ± 12,0 (39,0 bis 46,0)
Monate mit Tinnitus-Symptomen	17,1 ± 5,0 (15,6 bis 18,6)	17,5 ± 6,5 (15,3 bis 19,7)

Ergebnisse

□ Primäre Outcomes:

(A) CMD-Schmerzen (NRPS): Die Gruppe mit manueller Therapie zeigte eine signifikant stärkere Reduktion der CMD-Schmerzen über alle Zeitpunkte hinweg, siehe Tab 41.

Tab 41: CMD-Schmerzen (NRPS), (eigene Darstellung 2024)

Zeitpunkt	Bewegung + Bildung (Mittelwert ± SD (95 % CI))	Bewegung + Bildung + Manuelle Therapie (Mittelwert ± SD (95 % CI))	Unterschied zwischen Gruppen (95 % CI)
Ausgangswert	5,2 ± 1,7 (4,6 bis 5,8)	5,2 ± 2,2 (4,5 bis 5,9)	–
Nach der Intervention	4,1 ± 1,2 (3,6 bis 4,6)	3,2 ± 1,8 (2,7 bis 3,7)	-0,9 (-1,5 bis -0,3)*
3 Monate	4,0 ± 1,3 (3,4 bis 4,6)	2,4 ± 1,8 (1,8 bis 3,0)	-1,6 (-2,5 bis -0,7)*
6 Monate	3,6 ± 1,5 (3,0 bis 4,2)	2,2 ± 1,5 (1,6 bis 3,0)	-1,4 (-2,2 bis -0,6)*

Legende: NPRS = Numerische Schmerzbewertungsskala (0–10) *p < 0,05.

(B) Tinnitus-Schweregrad (VAS): Die manuelle Therapie führte zu einer größeren Reduktion des Tinnitus-Schweregrads, besonders nach drei und sechs Monaten, siehe Tab 42.

Tab 42: Tinnitus-Schweregrad (VAS), (eigene Darstellung 2024)

Zeitpunkt	Bewegung + Bildung (Mittelwert ± SD (95 % CI))	Bewegung + Bildung + Manuelle Therapie (Mittelwert ± SD (95 % CI))	Unterschied zwischen Gruppen (95 % CI)
Ausgangswert	6,7 ± 1,2 (6,2 bis 7,2)	6,8 ± 1,2 (6,3 bis 7,3)	–
Nach der Intervention	5,8 ± 1,2 (5,2 bis 6,4)	4,7 ± 1,9 (4,1 bis 5,3)	-1,2 (-2,0 bis -0,4)*
3 Monate	5,2 ± 1,5 (4,6 bis 5,8)	3,6 ± 1,7 (3,0 bis 4,2)	-1,7 (-2,6 bis -0,8)*
6 Monate	4,7 ± 1,3 (4,2 bis 5,2)	2,8 ± 1,7 (2,2 bis 3,4)	-2,0 (-3,6 bis -1,0)*

Legende: VAS = Visuelle Analogskala (0–10); *p < 0,05.

□ Sekundäre Outcomes

(A) Tinnitus-Handicap-Inventar (THI): Die Reduktion des Tinnitus-Handicap-Indizes war in der Gruppe mit manueller Therapie signifikant ausgeprägter, siehe Tab 43.

Tab 43: Tinnitus-Handicap-Inventar (THI), (eigene Darstellung 2024)

Zeitpunkt	Bewegung + Bildung (Mittelwert ± SD (95 % CI))	Bewegung + Bildung + Manuelle Therapie (Mittelwert ± SD (95 % CI))	Unterschied zwischen Gruppen (95 % CI)
Ausgangswert	34,2 ± 11,9 (30,2 bis 38,2)	36,1 ± 9,5 (32,2 bis 40,0)	–
Nach der Intervention	29,5 ± 12,2 (25,7 bis 33,3)	23,0 ± 8,2 (19,2 bis 26,8)	-8,4 (-12,8 bis -4,0)*
3 Monate	28,8 ± 12,3 (25,1 bis 32,5)	17,1 ± 7,5 (13,4 bis 20,8)	-13,6 (-18,2 bis -9,0)*
6 Monate	28,3 ± 11,8 (24,7 bis 31,9)	14,4 ± 7,3 (10,9 bis 17,9)	-15,8 (-19,6 bis -12,0)*

Legende: THI = Tinnitus Handicap Inventory; *p < 0,05.

(B) Craniofacial Pain and Disability Inventory (CF-PDI): Die CMD-bedingte Behinderung reduzierte sich signifikant in der Gruppe mit manueller Therapie, siehe Tab 44.

Tab 44: Craniofacial Pain and Disability Inventory (CF-PDI), (eigene Darstellung 2024)

Zeitpunkt	**Bewegung + Bildung (Mittelwert ± SD (95 % CI))**	**Bewegung + Bildung + Manuelle Therapie (Mittelwert ± SD (95 % CI))**	**Unterschied zwischen Gruppen (95 % CI)**
Ausgangswert	38,6 ± 5,5 (36,1 bis 41,1)	40,7 ± 8,2 (37,2 bis 44,2)	–
Nach der Intervention	35,2 ± 5,0 (33,2 bis 37,2)	33,6 ± 5,0 (31,6 bis 35,6)	-1,6 (-3,2 bis 0,0)*
3 Monate	34,0 ± 5,4 (31,8 bis 36,2)	29,8 ± 5,8 (27,6 bis 32,0)	-4,2 (-6,4 bis -2,0)*
6 Monate	33,3 ± 5,0 (31,3 bis 35,3)	28,7 ± 6,1 (26,5 bis 30,9)	-4,6 (-6,8 bis -2,4)*

(C) Beck-Depressions-Inventar (BDI-II): Die Gruppe mit manueller Therapie zeigte eine stärkere Abnahme der depressiven Symptome über die Zeit, siehe Tab 45.

Tab 45: Beck-Depressions-Inventar (BDI-II), (eigene Darstellung 2024)

Zeitpunkt	**Bewegung + Bildung (Mittelwert ± SD (95 % CI))**	**Bewegung + Bildung + Manuelle Therapie (Mittelwert ± SD (95 % CI))**	**Unterschied zwischen Gruppen (95 % CI)**
Ausgangswert	6,5 ± 7,3 (4,2 bis 8,8)	7,4 ± 5,4 (5,1 bis 9,7)	–
Nach der Intervention	5,7 ± 6,6 (3,6 bis 7,8)	4,1 ± 4,9 (2,0 bis 6,2)	-2,5 (-4,0 bis -1,0)*
3 Monate	6,3 ± 7,0 (4,2 bis 8,4)	3,1 ± 4,6 (1,0 bis 5,2)	-4,1 (-6,3 bis -2,0)*
6 Monate	6,0 ± 7,0 (4,0 bis 8,0)	2,4 ± 3,8 (0,4 bis 4,4)	-4,5 (-7,0 bis -2,0)*

Legende: SF-12 = Short Form-12 Health Survey; *p < 0,05

(D) Gesundheitsbezogene Lebensqualität (SF-12): Es wurden keine signifikanten Unterschiede in der gesundheitsbezogenen Lebensqualität zwischen den Gruppen festgestellt, siehe Tab 46.

Tab 46: Gesundheitsbezogene Lebensqualität (SF-12), (eigene Darstellung 2024)

Zeitpunkt	Bewegung + Bildung (Mittelwert ± SD (95 % CI))	Bewegung + Bildung + Manuelle Therapie (Mittelwert ± SD (95 % CI))	Unterschied zwischen Gruppen (95 % CI)
Ausgangswert	31,3 ± 3,4 (30,0 bis 32,6)	30,0 ± 3,6 (28,7 bis 31,3)	–
Nach der Intervention	31,9 ± 2,2 (30,8 bis 33,0)	30,0 ± 3,4 (28,8 bis 31,2)	-0,6 (-2,2 bis 1,0)
3 Monate	32,0 ± 2,5 (31,0 bis 33,0)	30,5 ± 2,7 (29,6 bis 31,4)	-0,2 (-2,0 bis 1,6)
6 Monate	31,9 ± 2,8 (30,9 bis 32,9)	30,9 ± 2,4 (29,9 bis 31,9)	0,3 (-1,5 bis 2,1)

5.5.2.4 **Eladl et al., 2022**

Demografische Daten der Teilnehmer*innen: Die Gruppen waren demografisch homogen, mit keinen signifikanten Unterschieden hinsichtlich Alter, Geschlecht oder betroffener Seite (P > 0,05), siehe Tab 47.

Tab 47: Demografische Daten der Teilnehmer*innen (eigene Daten 2024)

Parameter	Gruppe A (Mittelwert ± SD / n, %)	Gruppe B (Mittelwert ± SD / n, %)	P-Wert
Alter (Jahre)	41,25 ± 7,22	40,8 ± 8,08	0,85
Geschlecht - Männlich	13 (65%)	10 (50%)	0,33
Geschlecht - Weiblich	7 (35%)	10 (50%)	
Betroffene Seiten - Bilateral	15 (75%)	17 (85%)	0,42
Betroffene Seiten - Einseitig	5 (25%)	3 (15%)	

Ergebnisse

□ Primere Outcomes

Mittlere VAS: Gruppe A zeigte eine signifikant größere Reduktion der VAS-Werte im Vergleich zu Gruppe B (P < 0,05), siehe Tab 48.

Tab 48: Mittlere VAS der der Teilnehmer (eigene Darstellung 2024)

Messzeitpunkt	Gruppe A (Mittelwert ± SD)	Gruppe B (Mittelwert ± SD)	Mittlere Differenz (95% KI)	P-Wert
Vorbehandlung	7,44 ± 0,69	7,25 ± 0,71	0,19 (-0,25:0,64)	0,38
Nachbehandlung	3,6 ± 0,82	5,65 ± 1,13	-2,05 (-2,68:-1,41)	0,001
Differenz	3,84 (3,3:4,38)	1,6 (1,05:2,14)		0,001

□ Sekudäre Outcomes

(A) THI- Werte: Gruppe A hatte eine signifikant größere Verbesserung der THI-Werte im Vergleich zu Gruppe B (P < 0,05), siehe Tab 49.

Tab 49: THI-Werte der teilnehmer (eigene Darstellung 2024)

Messzeitpunkt	Gruppe A (Mittelwert ± SD)	Gruppe B (Mittelwert ± SD)	Mittlere Differenz (95% KI)	P-Wert
Vorbehandlung	46,3 ± 7,61	45,9 ± 8,23	0,4 (-4,67:5,47)	0,87
Nachbehandlung	31,05 ± 4,43	36,4 ± 5,4	-5,35 (-8,51:-2,19)	0,001
Differenz	15,25 (11,77:18,73)	9,5 (6,01:12,98)		0,001

(B) Mittlerer Hals-ROM: Gruppe A zeigte eine signifikant stärkere Verbesserung der zervikalen ROM-Parameter im Vergleich zu Gruppe B (P < 0,05)., sieh Tab 50.

Tab 50: Mitterer Hals-Rom (eigene Darstellung 2024)

Parameter	Gruppe A Vorher	Gruppe A Nachher	Gruppe B Vorher	Gruppe B Nachher	Differenz A (95% KI)	Differenz B (95% KI)	P-Wert
Beugung	40,1 ± 5,3	50 ± 2,1	39,75 ± 4,17	46,35 ± 3,89	-9,9 (-12,03:-7,76)	-6,6 (-8,73:-4,46)	0,001
Streckung	53,85 ± 14	74,75 ± 6,38	54,8 ± 9,83	68,2 ± 9,55	-20,9 (-26,19:-15,6)	-13,4 (-18,69:-8,1)	0,001
Rechtsbeugung	36,95 ± 4,12	44,55 ± 1,27	35,8 ± 3,63	40,75 ± 2,53	-7,6 (-9,44:-5,75)	-4,95 (-6,79:-3,1)	0,001
Linksbiegung	36,2 ± 4,55	43,65 ± 2,2	36,25 ± 3,64	41,9 ± 2,63	-7,45 (-9,01:-5,89)	-5,65 (-7,21:-4,09)	0,001
Rechtsdrehung	62,1 ± 8,38	70 ± 1,62	60,6 ± 9,08	66,5 ± 4,61	-7,9 (-11,27:-4,52)	-5,9 (-9,27:-2,52)	0,003
Linksdrehung	62,7 ± 7,06	70,25 ± 2,55	60,8 ± 6,23	67,5 ± 3,8	-7,55 (-10,35:-4,74)	-6,7 (-9,5:-3,89)	0,01

5.5.2.5 **Fobbe et al., 2022**

Demografische Daten der Studienteilnehmer*innen: Die demografischen Daten zeigen eine relative ausgewogene Geschlechterverteilung mit leichtem Frauenüberhang. Die Tinnitusdauer, Charakteristika, und Lokalisation waren in beiden Gruppen ähnlich verteilt. Zusätzlich zeigen die THI- und DHI-Werte initial moderate Beeinträchtigungen, siehe Tab 51.

Tab 51: Demografische Daten der Studienteilnehmer*innen (eigene Darstellung 2024)

Variable	Interventionsgruppe (IG)	Kontrollgruppe (KG)	Gesamt
Anzahl der Teilnehmer	37 (Patient*innen, die eine manuelle Therapie erhielten)	33 (Patient*innen ohne Intervention vor T1)	70
Durchschnittsalter	48,4 Jahre (SD 13)	-	48,4 Jahre
Frauenanteil	61,4 % (43)	-	61,4 %
Tinnitusdauer	< 3 Monate: 10 %, > 10 Jahre: 30 %	-	< 3 Monate: 10 %, > 10 Jahre: 30 %
THI MW (Std.-Abweichung)	43,0 (19,0)	-	-
DHI MW (Std.-Abweichung)	32,9 (16,2)	-	-
Lokalisation	Rechts: 11,4 %, Links: 27,1 %, Beidseits: 61,4 %	-	Rechts: 11,4 %, Links: 27,1 %, Beidseits: 61,4 %

Ergebnisse

□ Primäre Outcomes:

(A)THI (Tinnitus Handicap Inventory): Die IG zeigte eine signifikante Verbesserung des THI von 43,0 auf 22,3 (p < 0,001), während sich die KG nur geringfügig von 45,6 auf 41,6 veränderte. Der Anteil an Patient*innen mit leichtem THI stieg in der IG von 8,1 % auf 51,4 %, siehe Tab 52.

Tab 52: THI- Werte (eigene Darstellung 2024)

Zeitpunkt	Beschreibung	IG (M ± SD)	KG (M ± SD)	p-Wert	Effektstärke (r)
T0	Ausgangswerte vor der Therapie	43,0 ± 19,0	45,6 ± 21,72	0,423	-
T1	Nach Abschluss der manuellen Therapie	22,3 ± 21,72	41,6 ± 21,72	< 0,001	0,47

Tab 53: THI-Kategorie (Verteilung in %) – Verbesserung von T0 zu T1 (eigene Darstellung 2024)

Kategorie	IG T0	IG T1	KG T0	KG T1
Grad 1: leicht	8,1	51,4	6,1	9,1
Grad 2: mild	35,1	27,0	36,4	36,4

Grad 3: moderat	40,5	16,2	30,3	33,3
Grad 4: schwer	16,2	5,4	18,2	9,1
Grad 5: katastrophal	0,0	0,0	9,1	12,1

(B) Dizziness Handicap Inventory (DHI): Die IG verzeichnete eine sign.Reduktion des DHI von 32,9 auf 12,8 Punkte (p = 0,01), mit einem Anstieg des milden DHI von 38,5 % auf 84,6 %. Die KG zeigte hingegen nur minimale Veränderungen, siehe Tab 54.

Tab 54: Dizziness Handicap Inventory (DHI), (eigene Darstellung 2024)

Zeitpunkt	Beschreibung	IG (M ± SD)	KG (M ± SD)	p-Wert	Effektstärke (r)
T0	Ausgangswerte vor der Therapie	32,9 ± 16,2	31,7 ± 16,26	0,579	-
T1	Nach Abschluss der manuellen Therapie	12,8 ± 20,7	31,1 ± 20,7	0,01	0,49

Tab 55: DHI-Kategorie (Verteilung in %) – Verbesserung von T0 zu T1 (eigene Darstellung 2024)

Kategorie	IG T0	IG T1	KG T0	KG T1
Mild	38,5	84,6	46,2	53,8
Moderat	61,5	15,4	46,2	38,5
Schwer	0,0	0,0	7,7	7,7

□ Sekundäre Outcomes

Tonus der Nackenmuskulatur: Reduktion der Hypertonie bei relevanten Muskeln in der IG. Diese Ergebnisse zeigen die Wirksamkeit der manuellen Therapie auf muskuläre Verspannungen, siehe Tab 56.

Tab 56: Zielparameter (Muskuläre Hypertonie), (eigene Darstellung 2024)

Muskel	Beschreibung	Hypertonie T0 IG (%)	Hypertonie T1 IG (%)	p-Wert	Effektstärke (Phi)
M. splenius capitis (R)	Ausgangs- und Endwerte der Hypertonie	78	32	< 0,001	0,56

M. semispinalis capitis (R)	Ausgangs- und Endwerte der Hypertonie	81	21	< 0,001	0,57
M. trapezius (R)	Ausgangs- und Endwerte der Hypertonie	85	40	< 0,001	0,42

5.5.2.6 **Michiels et al., 2016**

Demografische Daten der Teilnehmer*innen: Die demografischen Daten zeigen keine signifikanten Unterschiede zwischen den Gruppen zu Studienbeginn. Die mittleren TFI-Werte lagen bei 50 und 51 Punkten, was auf eine schwere Tinnitus-Beeinträchtigung hinweist. Die NBQ-Werte zeigten Nackenbeschwerden in beiden Gruppen (37 bzw. 32 Punkte), was die Zielpopulation bestätigt, siehe Tab 57.

Tab 57: Demografische Daten der Teilnehmer (eigene Darstellung 2024)

Variable	Sofortstartgruppe (SSG)	Verzögerungsstartgruppe (VSG)	Gesamt	p-Wert
Anzahl der Probanden	19	19	38	1,00
Durchschnittsalter	46 Jahre (±14)	52 Jahre (±12)	50 Jahre	0,26
TFI (Mittelwert ± SD)	50 (±23)	51 (±18)	49 (±21)	0,91
NBQ (Mittelwert ± SD)	37 (±10)	32 (±12)	32 (±12)	0,15
VAS-Tinnitus	6 (±2)	5 (±2)	5 (±2)	0,55
Hyperakusis	20 (±9)	19 (±9)	19 (±9)	0,88
Manuelle Drehung + AST	68 %	37 %	53 %	0,05
AST	74 %	53 %	63 %	0,18
Triggerpunkte	79 %	84 %	82 %	0,68
Provokation von Tinnitus	11 %	11 %	11 %	1,00

Ergebnisse

□ Primäre Outcomes:

Veränderungen von TFI (Tinnitus-Funktionsindex) und NBQ (Neck Bournemouth Fragebogen): Die signifikante Reduktion des TFI bei verbesserten Patient*innen um 11,89 Punkte nach der Behandlung (p = 0,02) und um 16,89 Punkte nach der Nachbeobachtung (p = 0,001) unterstreicht die Wirksamkeit der zervikalen Physiotherapie. Die NBQ-Werte zeigten eine Reduktion um 18,32 Punkte direkt nach der Behandlung und eine nachhaltige Verbesserung von 6,38 Punkten nach der Nachbeobachtung, siehe Tab 58.

Tab 58: Veränderungen von TFI und NBQ (eigene Darstellung 2024)

Zeitpunkt	Veränderung des TFI	p-Wert	Veränderung des NBQ	p-Wert
Nachbehandlung (T1)	+0,67 (±4,78) nicht verbessert	0,02	−15,19 (±17,17) nicht verbessert	0,57
	−11,89 (±21,43) verbessert		−18,32 (±15,03) verbessert	
Nachbeobachtung (T2)	+2,42 (±8,28) nicht verbessert	0,001	−13,07 (±18,28) nicht verbessert	0,41
	−16,89 (±26,56) verbessert		−6,38 (±24,63) verbessert	

□ Sekundäre Outcomes:

Globale wahrgenommene Wirkung (GPE): Direkt nach der Behandlung berichteten 53 % der Patienten über eine erhebliche Verbesserung der Tinnitus-Beeinträchtigung. Dieser Effekt war bei 24 % der Patienten auch nach 6 Wochen noch nachweisbar und bestärkt die nachhaltige Wirkung der Intervention, siehe Tab 59.

Tab 59: Globale wahrgenommene Wirkung (GPE), (eigene Darstellung 2024)

Zeitpunkt	Beschreibung	SSG (n = 19)	VSG (n = 19)	Gesamt (n = 38)
T1	Verbesserung nach Abschluss der Behandlung	58 % (11/19)	-	53 % (20/38)
T2	Verbesserung nach 6 Wochen Nachbeobachtung	24 % (9/19)	-	24 % (9/38)

5.5.2.7 **Plaza-Monzano et al., 2020**

Demografische Daten der Teilnehmer*innen: Die demografischen Daten und Ausgangswerte zeigten keine signifikanten Unterschiede zwischen den Gruppen (p>0,05), siehe Tab 60.

Tab 60: Demografische Daten der Teilnehmer*innen (eigene Darstellung 2024)

Merkmal	Bewegung/Schulung (n=30)	Bewegung/Schulung + Manuelle Therapie (n=31)	Gesamt (n=61)	p-Wert
Geschlecht (Männer/Frauen)	14/16	15/16	29/32	0,850
Alter (Jahre)	45,8 ± 13,4	46,2 ± 12,8	46,0 ± 13,0	0,920
Ausgangs-Tinnitus-Schwere (VAS)	6,8 ± 1,5	6,7 ± 1,4	6,7 ± 1,4	0,880
Ausgangs-THI	45,3 ± 12,1	46,0 ± 12,8	45,7 ± 12,4	0,790
PPT-Temporalis-Muskel (kg/cm²)	1,3 ± 0,5	1,2 ± 0,4	1,3 ± 0,4	0,620

Ergebnisse

 Primäre Outcomes:

Tinnitus- Schweregrad (VAS) und THI (Tinnitus-Handicap-Index): Die Kombinationstherapie zeigte eine signifikant größere Reduktion der Tinnitus-Schwere (VAS) nach 6 Monaten (-3,1 ± 1,2 Punkte) im Vergleich zur Bewegung/Schulung (-1,6 ± 0,9 Punkte, p=0,002). Ähnlich wurde beim THI nach, p<0,001), siehe Tab 61.

Tab 61: VAS und THI der Teilnehmer*innen (eigene Darstellung 2024)

Tar Messzeitpunkt	Bewegung/Schulung (Veränderung)	Bewegung/Schulung + Manuelle Therapie (Veränderung)	p-Wert
Tinnitus-Schwere (VAS, 3 Monate)	-1,2 ± 0,7	-2,4 ± 1,0	0,001
Tinnitus-Schwere (VAS, 6 Monate)	-1,6 ± 0,9	-3,1 ± 1,2	0,002
THI (3 Monate)	-5,8 ± 4,1	-12,3 ± 5,6	<0,001
THI (6 Monate)	-7,9 ± 5,2	-15,8 ± 6,3	<0,001

□ Sekundäre Outcomes:

Die PPTs über dem Temporalis-Muskel und Verbesserungen der Lebensqualität (SF-12): Die Druckschmerzschwellen (PPT) über dem Temporalis-Muskel verbesserten sich in der Kombinationstherapie signifikant stärker (+0,7 ± 0,3 kg/cm²) als in der Bewegung/Schulung-Gruppe (+0,3 ± 0,2 kg/cm², p=0,005). Die Lebensqualität (SF-12) stieg um +8,9 ± 4,2 Punkte in der Kombinationstherapiegruppe, verglichen mit +5,8 ± 3,5 Punkten in der Bewegung/Schulung-Gruppe (p=0,020), siehe Tab 62.

Tab 62: Die PPTs über dem Temporalis-Muskel und SF-12 (eigene Darstellung 2024)

Messzeitpunkt	Bewegung/Schulung (Veränderung)	Bewegung/Schulung + Manuelle Therapie (Veränderung)	p-Wert
PPT Temporalis (kg/cm², 3 Monate)	+0,2 ± 0,1	+0,5 ± 0,2	0,010
PPT Temporalis (kg/cm², 6 Monate)	+0,3 ± 0,2	+0,7 ± 0,3	0,005
SF-12 (6 Monate)	+5,8 ± 3,5	+8,9 ± 4,2	0,020
BDI-II (Depressionswerte, 6 Monate)	-3,4 ± 2,1	-5,6 ± 3,0	0,015

5.5.2.8 **Tutar et al., 2020**

Demografische Daten der Teilnehmer*innen: Die demografischen Merkmale der Teilnehmer*innen zeigen keine signifikanten Unterschiede zwischen den Gruppen (p > 0,05). Dies deutet darauf hin, dass die Randomisierung erfolgreich war und die Gruppen vergleichbar sind, siehe Tab 63.

Tab 63: Demografische Daten der Teilnehmer*innen (eigene Darstellung 2024)

Merkmal	**Gruppe A (n=20)**	**Gruppe B (n=20)**	**Gruppe C (n=20)**	**Gesamt (n=60)**	**p-Wert**
Alter (Jahre)	41,3 ± 11,2	40,8 ± 10,5	41,4 ± 10,8	41,2 ± 10,8	0,920
Geschlecht (Männer/Frauen)	7/13	8/12	7/13	22/38	0,850
Dauer des Tinnitus (Monate)	30,5 ± 50,2	32,8 ± 48,7	29,7 ± 50,3	31,0 ± 49,0	0,940

Ergebnisse

□ Primäre Outcomes:

THI (Tinnitus-Handicap-Index): Nach der Behandlung zeigten die Gruppen A und B signifikante Verbesserungen im THI im Vergleich zur Kontrollgruppe (p = 0,001). Die Placebogruppe zeigte eine deutlich geringere Reduktion (-9,3 ± 8,7 Punkte) im Vergleich zu Gruppe A (-27,6 ± 18,2 Punkte) und Gruppe B (-26,5 ± 19,4 Punkte), siehe Tab 64.

Tab 64: THI (Tinnitus-Handicap-Index), (eigene Darstellung 2024)

Messzeitpunkt	**Gruppe A (Veränderung)**	**Gruppe B (Veränderung)**	**Gruppe C (Veränderung)**	**p-Wert**
Vor der Behandlung	37,8 ± 20,7	35,1 ± 21,1	37,9 ± 21,0	0,998
Nach der Behandlung	10,2 ± 8,9	8,6 ± 4,9	28,7 ± 15,0	0,001
Differenz	-27,6 ± 18,2	-26,5 ± 19,4	-9,3 ± 8,7	0,001

□ Sekundäre Outcomes:

Ergebnisse der sekundären Endpunkte (DASS): Die sekundären Endpunkte (DASS: Depression, Angst und Stress) zeigten signifikante Verbesserungen in allen Gruppen nach der Behandlung (p < 0,05). Die Gruppen A und B wiesen jedoch wesentlich stärkere Verbesserungen auf als die Kontrollgruppe, siehe Tab 55.

Tab 65: Ergebnisse der sekundären Endpunkte (DASS), (eigene Darstellung 2024)

Messzeitpunkt	**Gruppe A (Veränderung)**	**Gruppe B (Veränderung)**	**Gruppe C (Veränderung)**	**p-Wert**
Depression	Vor der Behandlung: 13,10 ± 7,89	Vor der Behandlung: 13,10 ± 7,80	Vor der Behandlung: 13,10 ± 5,82	1,000
	Nach der Behandlung: 5,15 ± 5,92	Nach der Behandlung: 4,35 ± 2,54	Nach der Behandlung: 9,45 ± 5,83	0,004
	Differenz: -7,95 ± 5,77	Differenz: -8,75 ± 7,11	Differenz: -3,65 ± 3,44	0,013
Angst	Vor der Behandlung: 13,60 ± 5,29	Vor der Behandlung: 13,50 ± 6,08	Vor der Behandlung: 13,50 ± 4,99	0,998
	Nach der Behandlung: 5,80 ± 3,53	Nach der Behandlung: 4,40 ± 3,09	Nach der Behandlung: 10,30 ± 5,56	0,001
	Differenz: -7,80 ± 5,95	Differenz: -9,10 ± 6,11	Differenz: -3,20 ± 2,98	0,002
Stress	Vor der Behandlung: 15,95 ± 7,10	Vor der Behandlung: 15,95 ± 6,04	Vor der Behandlung: 15,85 ± 6,23	0,998
	Nach der Behandlung: 8,90 ± 6,03	Nach der Behandlung: 6,64 ± 3,32	Nach der Behandlung: 12,45 ± 5,62	0,002
	Differenz: -7,05 ± 5,85	Differenz: -9,50 ± 5,48	Differenz: -3,40 ± 3,58	0,001

5.5.2.9 **van der Wal et al., 2020**

Demografische Daten der Teilnehmer*innen: Beide Gruppen waren hinsichtlich Alter, Geschlecht und Schweregrad des Tinnitus (TQ und TFI) zu Studienbeginn vergleichbar. Keine statistisch signifikanten Unterschiede wurden festgestellt, siehe Tab 66.

Tab 66: Demografische Daten der Teilnehmer*innen (eigene Darstellung 2024)

Merkmale	**Frühstartgruppe (n=40)**	**Spätstartgruppe (n=40)**	**Gesamt (n=80)**	**p-Wert**
Geschlecht (m/w)	18/22 (45%/55%)	24/16 (60%/40%)	42/38 (53%/47%)	0.168
Alter (Jahre, Mittelwert ± SD)	46 ± 13	45 ± 15	45 ± 14	0.769
Tinnitus-Fragebogen (TQ, Punkte, Mittelwert ± SD)	37 ± 16	34 ± 15	36 ± 16	0.345
Tinnitus-Funktionsindex (TFI, Punkte, Mittelwert ± SD)	55 ± 17	48 ± 15	52 ± 16	0.086
CMD-Schmerzscreener (<3/≥3)	35%/65%	35%/65%	40%/60%	0.272

Ergebnisse

□ Primäre Outcomes:

Tinnitus-Fragebogen (TQ): Die Frühstartgruppe zeigte eine signifikante Reduktion des TQ-Scores nach 9 Wochen im Vergleich zum Ausgangswert. Nach 18 Wochen waren die Ergebnisse zwischen den Gruppen vergleichbar, siehe Tab 67.

Tab 67: Tinnitus-Fragebogen (TQ), (eigene Darstellung 2024)

Messzeitpunkt	Frühstartgruppe (Mittelwert ± SD)	Spätstartgruppe (Mittelwert ± SD)	Unterschied (p-Wert)
Ausgangswert	37 ± 16	34 ± 15	0.345
Nach 9 Wochen	33 ± 15	34 ± 15	0.099
Nach 18 Wochen	31 ± 14	30 ± 14	0.874

□ Sekundäre Outcomes:

(A) Tinnitus-Funktionsindex (TFI): Die Frühstartgruppe erzielte nach 9 Wochen eine signifikante und klinisch relevante Verbesserung des TFI-Scores. Nach 18 Wochen waren die Ergebnisse in beiden Gruppen ähnlich, siehe Tab 68.

Tab 68: Tinnitus-Funktionsindex (TFI), (eigene Darstellung 2024)

Messzeitpunkt	Frühstartgruppe (Mittelwert ± SD)	Spätstartgruppe (Mittelwert ± SD)	Unterschied (p-Wert)
Ausgangswert	55 ± 17	48 ± 15	0.086
Nach 9 Wochen	41 ± 15	43 ± 14	0.042
Nach 18 Wochen	39 ± 14	36 ± 13	0.721

(B) Subjektive Lautstärke (Visuelle Analogskala, VAS): Die Lautstärkewerte (VAS) blieben während des Studienzeitraums in beiden Gruppen weitgehend stabil und zeigten keine signifikanten Unterschiede, siehe Tab 69.

Tab 69: Subjektive Lautstärke (VAS), (eigene Darstellung 2024)

Messzeitpunkt	Frühstartgruppe (Mittelwert ± SD)	Spätstartgruppe (Mittelwert ± SD)	Unterschied (p-Wert)
Ausgangswert	50 ± 30	49 ± 25	0.835
Nach 9 Wochen	46 ± 28	48 ± 26	0.752

Nach 18 Wochen	45 ± 27	46 ± 25	0.895

5.5.2.10 **Zhe Yu et al., 2024**

Demografische Daten der Teilnehmer*innen: Die demografischen Daten zeigen keine signifikanten Unterschiede zwischen den beiden Gruppen hinsichtlich Alter, Geschlecht, Tinnitusdauer, Seite des Tinnitus, Frequenz des Tinnitus, PTA-Werte, VAS-, THI-, NPRS- und HCFA-Scores. Dies weist auf eine gute Baseline-Vergleichbarkeit hin, siehe Tab 70.

Tab 70: Demografische Daten der Teilnehmer*innen (eigene Darstellung 2024)

Merkmal	**Gesamt (n = 43)**	**Sofortstartgruppe (n = 20)**	**Spätstartgruppe (n = 23)**	**p-Wert**
Alter (Jahre)	29,02 ± 6,73 (19–45)	27,95 ± 6,10 (19–43)	29,96 ± 7,23 (19–45)	0,335
Geschlecht				0,820
- Männlich	25 (64,1 %)	12 (60 %)	13 (56,5 %)	
- Weiblich	18 (35,9 %)	8 (40 %)	10 (43,5 %)	
Tinnitusdauer (Monate)	7,10 ± 2,08 (4–10)	7,05 ± 2,13 (4–11)	7,18 ± 1,96 (4–10)	0,168
Seite des Tinnitus				0,126
- Beide Ohren	6 (14,0 %)	4 (20 %)	2 (8,7 %)	
- Linkes Ohr	13 (30,2 %)	4 (20 %)	9 (39,1 %)	
- Rechtes Ohr	24 (55,8 %)	12 (60 %)	12 (52,2 %)	
Tinnitus-Frequenz				0,759
- Hochfrequent	38 (88,4 %)	18 (90 %)	20 (87,0 %)	
- Tieffrequent	5 (11,6 %)	2 (10 %)	3 (13,0 %)	
PTA (dB HL)	20,35 ± 4,52 (8–25)	20,55 ± 3,46 (13–25)	20,17 ± 5,36 (8–25)	0,789
VAS (Punkte)	3,95 ± 1,93 (1–9)	3,65 ± 1,90 (2–9)	4,22 ± 1,95 (1–8)	0,342

THI (Punkte)	40,93 ± 16,70 (14–80)	39,60 ± 17,94 (14–74)	42,09 ± 16,25 (14–80)	0,636
NPRS (Punkte)	3,84 ± 2,00 (1–8)	3,50 ± 1,91 (1–8)	4,13 ± 2,07 (1–8)	0,308
HCFA (Punkte)	19,42 ± 8,18 (10–40)	17,75 ± 8,50 (10–40)	20,87 ± 7,78 (10–35)	0,216

Ergebnisse

□ Primäre Outcomes:

Visuelle Analogskala (VAS): Tinnitus-Handicap-Inventar (THI); Numerische Schmerzbewertungsskala (NPRS): Die Sofortstartgruppe zeigte nach 1 Woche signifikante Verbesserungen bei allen gemessenen Parametern. Im Vergleich zur Spätstartgruppe waren die Unterschiede statistisch signifikant, siehe Tab 71.

Tab 71: Bewertung von VAS, THI und NPRS (eigene Darstellung 2024)

Outcome	**Baseline**	**Woche 1**	**Δ (Veränderung)**	**p-Wert**
VAS (Punkte)	3,95 ± 1,93	2,40 ± 1,00	-1,25 ± 1,59	0,005
THI (Punkte)	40,93 ± 16,70	28,50 ± 14,62	-11,10 ± 15,10	0,004
NPRS (Punkte)	3,84 ± 2,00	2,55 ± 0,89	-0,95 ± 1,54	0,025

Prognostische Indikatoren: Die HCFA-Werte zu Studienbeginn korrelierten signifikant mit den Verbesserungen der Tinnitus-Scores (VAS, THI, NPRS), was die Bedeutung somatischer Merkmale als prognostische Indikatoren unterstreicht, siehe Tab 72.

Tab 72: Die prognostischen Indikatoren (eigene Darstellung 2024)

Variabel	**VAS**	**THI**	**NPRS**
F	47,704	5,840	37,608
R^2	0,711	0,203	0,658
p-Wert	<0,001	0,027	<0,001
HCFA-Wert	29,051	15,506	31,084
R^2 (HCFA)	0,596	0,433	0,613
p-Wert (HCFA)	<0,001	0,001	<0,001

PRISMA 2020 Checklist

Section and Topic	Item #	Checklist item	Location where item is reported
TITLE			
Title	1	Identify the report as a systematic review.	Deckblatt/Titel
ABSTRACT			
Abstract	2	See the PRISMA 2020 for Abstracts checklist.	Seite III
INTRODUCTION			
Rationale	3	Describe the rationale for the review in the context of existing knowledge.	Seite 87
Objectives	4	Provide an explicit statement of the objective(s) or question(s) the review addresses.	Seite 43
METHODS			
Eligibility criteria	5	Specify the inclusion and exclusion criteria for the review and how studies were grouped for the syntheses.	46
Information sources	6	Specify all databases, registers, websites, organisations, reference lists and other sources searched or consulted to identify studies. Specify the date when each source was last searched or consulted.	47,51,89-96
Search strategy	7	Present the full search strategies for all databases, registers and websites, including any filters and limits used.	47-52
Selection process	8	Specify the methods used to decide whether a study met the inclusion criteria of the review, including how many reviewers screened each record and each report retrieved, whether they worked independently, and if applicable, details of automation tools used in the process.	45-46
Data collection process	9	Specify the methods used to collect data from reports, including how many reviewers collected data from each report, whether they worked independently, any processes for obtaining or confirming data from study investigators, and if applicable, details of automation tools used in the process.	51-55
Data items	10a	List and define all outcomes for which data were sought. Specify whether all results that were compatible with each outcome domain in each study were sought (e.g. for all measures, time points, analyses), and if not, the methods used to decide which results to collect.	70-76
	10b	List and define all other variables for which data were sought (e.g. participant and intervention characteristics, funding sources). Describe any assumptions made about any missing or unclear information.	56-61
Study risk of bias assessment	11	Specify the methods used to assess risk of bias in the included studies, including details of the tool(s) used, how many reviewers assessed each study and whether they worked independently, and if applicable, details of automation tools used in the process.	53-54 62-68
Effect measures	12	Specify for each outcome the effect measure(s) (e.g. risk ratio, mean difference) used in the synthesis or presentation of results.	70-75
Synthesis methods	13a	Describe the processes used to decide which studies were eligible for each synthesis (e.g. tabulating the study intervention characteristics and comparing against the planned groups for each synthesis (item #5)).	46, 56-61
	13b	Describe any methods required to prepare the data for presentation or synthesis, such as handling of missing summary statistics, or data conversions.	Kapitel 3.7.1 (s.52-53) Tab 13-19 (S.70-75) -Umgang mit fehlenden zusammenfassenden Statistiken oder Datenumwandlungen: N/A

PRISMA 2020 Checklist

Section and Topic	Item #	Checklist item	Location where item is reported
	13c	Describe any methods used to tabulate or visually display results of individual studies and syntheses.	53, 56-61 70-75
	13d	Describe any methods used to synthesize results and provide a rationale for the choice(s). If meta-analysis was performed, describe the model(s), method(s) to identify the presence and extent of statistical heterogeneity, and software package(s) used.	70-75, 77-83 Es wurde keine Meta-Analyse durchgeführt
	13e	Describe any methods used to explore possible causes of heterogeneity among study results (e.g. subgroup analysis, meta-regression).	N/A
	13f	Describe any sensitivity analyses conducted to assess robustness of the synthesized results.	N/A
Reporting bias assessment	14	Describe any methods used to assess risk of bias due to missing results in a synthesis (arising from reporting biases).	N/A, da keine Studien mit fehlenden Ergebnissen selektiert wurden
Certainty assessment	15	Describe any methods used to assess certainty (or confidence) in the body of evidence for an outcome.	N/A
RESULTS			
Study selection	16a	Describe the results of the search and selection process, from the number of records identified in the search to the number of studies included in the review, ideally using a flow diagram.	52-53 Kapitel 3.2 (S.45-46) 47-51
	16b	Cite studies that might appear to meet the inclusion criteria, but which were excluded, and explain why they were excluded.	52-53 Ausgeschlossene Studien wurden nicht zitiert
Study characteristics	17	Cite each included study and present its characteristics.	Literaturverzeichnis (S.89-96) Tab 5-19 (S.56-75)
Risk of bias in studies	18	Present assessments of risk of bias for each included study.	63-68
Results of individual studies	19	For all outcomes, present, for each study: (a) summary statistics for each group (where appropriate) and (b) an effect estimate and its precision (e.g. confidence/credible interval), ideally using structured tables or plots.	a. 70-75 (Tab 13-19) b. N/A
Results of syntheses	20a	For each synthesis, briefly summarise the characteristics and risk of bias among contributing studies.	50-61 Abb 3 (S. 63) Tab 11 (S.64-68)
	20b	Present results of all statistical syntheses conducted. If meta-analysis was done, present for each the summary estimate and its precision (e.g. confidence/credible interval) and measures of statistical heterogeneity. If comparing groups, describe the direction of the effect.	N/A bei statistischen Synthesen N/A (keine Meta-Analyse)
	20c	Present results of all investigations of possible causes of heterogeneity among study results.	N/A

PRISMA 2020 Checklist

Section and Topic	Item #	Checklist item	Location where item is reported
	20d	Present results of all sensitivity analyses conducted to assess the robustness of the synthesized results.	N/A
Reporting biases	21	Present assessments of risk of bias due to missing results (arising from reporting biases) for each synthesis assessed.	N/A
Certainty of evidence	22	Present assessments of certainty (or confidence) in the body of evidence for each outcome assessed.	N/A
DISCUSSION			
Discussion	23a	Provide a general interpretation of the results in the context of other evidence.	Kapitel 6: Bezug auf: -Côté et.al.2019,S.79 -Buergers et al.2014, S.83 -Campagna et al., 2021, S.84 -Fabrizia et al.2024, S.85
	23b	Discuss any limitations of the evidence included in the review.	85-86
	23c	Discuss any limitations of the review processes used.	Tab 12 (S.68-70), Kapitel 6.3 (S.85-86)
	23d	Discuss implications of the results for practice, policy, and future research.	Abstract, Kapitel 6.2 (S.85), 87
OTHER INFORMATION			
Registration and protocol	24a	Provide registration information for the review, including register name and registration number, or state that the review was not registered.	N/A
	24b	Indicate where the review protocol can be accessed, or state that a protocol was not prepared.	N/A
	24c	Describe and explain any amendments to information provided at registration or in the protocol.	N/A
Support	25	Describe sources of financial or non-financial support for the review, and the role of the funders or sponsors in the review.	N/A
Competing interests	26	Declare any competing interests of review authors.	N/A
Availability of data, code and other materials	27	Report which of the following are publicly available and where they can be found: template data collection forms; data extracted from included studies; data used for all analyses; analytic code; any other materials used in the review.	N/A

From: Page MJ, McKenzie JE, Bossuyt PM, Boutron I, Hoffmann TC, Mulrow CD, et al. The PRISMA 2020 statement: an updated guideline for reporting systematic reviews. BMJ 2021;372:n71. doi: 10.1136/bmj.n71.

Abbildung 12: PRISMA 2020 Checklist (eigene Darstellung 2025)

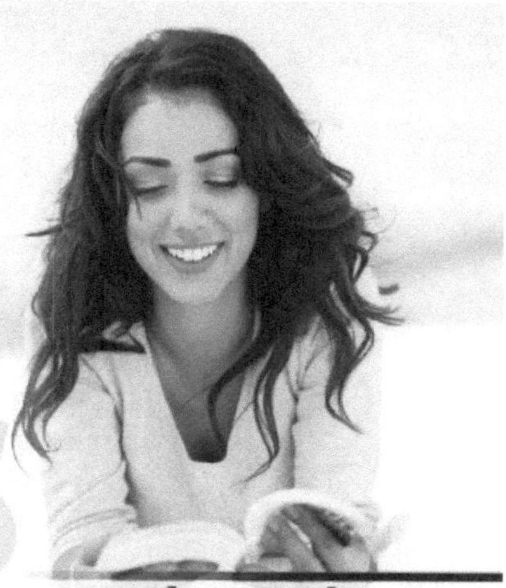

FSC
www.fsc.org
MIX
Papier | Fördert gute Waldnutzung
FSC® C083411

Kolibri 360 GmbH
Ferdinand-Jühlke-Straße 7
99095 Erfurt, Deutschland
produktsicherheit@kolibri360.de

Druck:
CPI Druckdienstleistungen GmbH
im Auftrag der
Kolibri 360 GmbH
Ferdinand-Jühlke-Str. 7
99095 Erfurt